花果掘秘之旅

解读花果的中医妙用

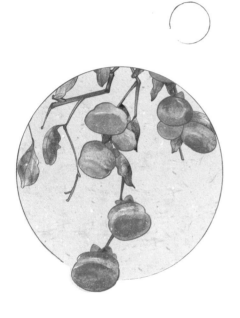

徐一博 胡瑞 李嘉航 —— 主编

化学工业出版社

·北京·

内容简介

本书由中医教育一线的教师编写。本书简要介绍花果养生的历史、性味归经，详细阐述每种花果的主要功用及食疗验方等中医食疗知识，涉及生活中常见的42种果实、19种花。力求做到科学、严谨。附有每种花果的实物图片，并配有短视频讲解。旨在普及中医文化，引导大众合理使用花果类食物进行食疗保健。本书适合花果养生爱好者阅读参考。

图书在版编目（CIP）数据

花果掘秘之旅：解读花果的中医妙用/徐一博，胡瑞，李嘉航主编. —北京：化学工业出版社，2022.1

ISBN 978-7-122-40141-0

Ⅰ.①花… Ⅱ.①徐…②胡…③李… Ⅲ.①食物本草 Ⅳ.①R281.5

中国版本图书馆CIP数据核字（2021）第215808号

责任编辑：戴小玲 赵爱萍　　　　　　　　装帧设计：史利平
责任校对：边　涛

出版发行：化学工业出版社
　　　　　（北京市东城区青年湖南街13号 邮政编码100011）
印　　装：北京宝隆世纪印刷有限公司
710mm×1000mm 1/16 印张8 字数104千字
2022年2月北京第1版第1次印刷

购书咨询：010-64518888　　　　　　售后服务：010-64518899
网　　址：http://www.cip.com.cn
凡购买本书，如有缺损质量问题，本社销售中心负责调换。

定　价：49.80元

编写人员名单

主　　编　徐一博　胡　瑞　李嘉航

副 主 编　谢瑞阳　詹炜婧　谢一多　张泽寒
　　　　　陈　崭

编　　者（排名不分先后）
　　　　　徐一博　胡　瑞　李嘉航　谢瑞阳
　　　　　詹炜婧　谢一多　张泽寒　陈　崭
　　　　　王　紫　庄怡锋　林　之　张轩硕
　　　　　郑昌泽　运金鹏　罗松林　王翘楚
　　　　　黄小方

主　　审　王茂泓

序

自神农尝百草，始有医药。而药分三品，养命以应天者，惟上品耳，故"圣人之作汤液醪醴者，以为备耳"。无论上品及醪醴，皆因多服久服不伤人也。故中医养生治病，自古皆以"无毒"为上。

近年来，国家越来越重视中医、推广发展中医，中医药也充分发挥着自身的特色和优势，为国民健康保驾护航。在此背景下，中医药也越来越受到百姓的信任与青睐。

对于广大百姓而言，与日常生活最为密切相关的便是养生保健领域。当今社会竞争压力大，工作繁忙，许多人处于亚健康状态，健康问题已经逐渐年轻化，大家对于中医药的一些简单方便的调养方式期待值很高，尝试的愿望也很强烈，"保温杯里泡枸杞"成为越来越多年轻人的健康时尚。

而中药当中的花与果类可谓是与我们生活最接近的了，许多花类本就具有养生保健的功用，再加上它们味道清新，常可用来泡水代茶饮；再就是果类，《素问·藏气法时论》中提到"五果为助"，《本草纲目》中载有"果部"，可见果类不仅对身体有很好的助养作用，运用得当亦有较高的药用价值。

在中医发展史上，历代医家对花果防病治病的研究不可谓不多，所创立的花果食疗方更是简便而有效。《花果掘秘之旅》的编委们以深厚的中医功底、严谨的治学态度，从中医古籍中发掘了大量简、便、验、廉的花果食疗方并予以推广，这对古代名医的经验是一种传承、对中医药防病治病是一种科普、为百姓的日常生活提供了方便。并且，编委们还录制了配套短视频，能够使读者更直观地了解到花果的妙用，真可谓别出心裁！

　　这本书在让大家可以享受花果美味的同时，还可以在一定程度上调养身体，正是治病于微时。而中医自古就有治未病的概念，《史记·扁鹊传》里就有"使圣人预知微，能使良医得蚤从事，则疾可已，身可活也"的记述。但由于生活压力等诸多原因，大多数人都对此只是"知"而做不到"行"，本书做到了专业性与趣味性的统一，品味本书，读者可在轻松愉悦的氛围中领略到中医药防病治病的魅力，正可助大家知行合一。

　　中医中药本是一家，原本就是前店后坊。中医师当熟知每味中药的性能功效，避免明珠蒙尘，错失好药，造成知证而药用不当的过失，故而中医学与中药学两门学科不能割裂视之。相信该书能成为祖国医药苑圃中的一朵奇葩。读完此本中医中药结合之书，甚是欣慰，乐为之序。

龚千锋

江西中医药大学教授

《中药炮制学》主编

我们身边习以为常的事物，恰恰是最易让人忽略的，花果也是一样：果类，其各异的滋味，充分满足了我们的味蕾；花类，其各色的身姿，缤纷的色彩，迷人的香气，点缀着我们身旁的角落。其实，它们能带给我们的不仅限于此。

我们的传统中医药是一个巨大的宝库，翻阅古籍即知古人早已发现花果蕴含着众多奥妙，其中以医籍本草对此记载尤为详尽，本书就将和大家一起发掘中医古籍中的花果妙用。

本书分为上下两部，上部介绍中医花果食疗的历史沿革、花果的性能及宜忌等；下部分为果篇与花篇，每篇均以温性、凉性、平性为分类依据，对每种花果的中医食疗知识进行详细阐述，并配有短视频讲解。

全书力求做到专业性与趣味性并重，通过介绍常见花果的主要功用及食疗验方，普及中医文化，引导大众合理使用花果类食物进行食疗保健，为大众健康保驾护航。

本书介绍的大量花果及食疗方，需在中医理论指导下对证使用。使用时若能得到中医医生的帮助，确认一下自己的情况是否符合，则更加稳妥。病情严重者应及时就医，以免延误病情。

编者
2021 年 5 月

在茹毛饮血的远古时代，人们为了生存，在大自然中寻找各种可以果腹的鲜果。偶有身体不适的人在食用某种水果后身体病痛得到了缓解，这种神奇的改变，使得当时的人开始有意识地去记录，神农尝百草的传说就反映了这一段历史。

物质生活提高以后，人们在饮食上越来越重视。水果在健康饮食上就占据着非常重要的位置，其口感极佳，种类繁多，方便购买，所以成为人们在追求饮食健康方面的一个重要选项。现在诸多人追求生活的品质，请教营养师来安排三餐，实际上这个职业并不算新鲜，我国古代——周代时就已经有了，据《周礼·天官》记载，当时的医工分为四种，即食医、疾医、疡医、兽医。其中食医所做的事情就是选用鲜果时蔬等各种材料调配膳食，供帝王食用，以调养其身体。与营养师的工作十分类似，由此可以看出古人对于入口的吃食是多么看重，其保健身体的效果与其安全性也是比较有保障的，毕竟以前是帝王专享。

在现代诸多养生类节目与书籍中，谈起中医养生保健就不得不提《黄帝内经》，这应该是大众最熟知的一部中医经典了。本书主讲的果类养生早在《黄帝内经》一书中就有介绍，《素问·藏气法时论》说："五谷为养，五果为助，五畜为益，五菜为充，气味合而服之，以补精益气。"其中"五果为助"意为果类有助养生和健身之功。在《素问·五常政大论》有说："谷肉果菜，食养尽之，无使过之，伤其正也。"果类对于人体总的来说是有好处的，要善知善用，发挥其最大功用，但若是不知节制，或是错误食用，那就会对身体造成伤害。

现今供人们挑选的花果种类繁多，每种花果都有其各自的特性，可以任凭喜好来选择满足自己口腹之欲并对自身有益的，但古时，特别是汉朝之前，人们所见的花果并没有像如今这样琳琅满目。这是由于当时交通运输十分不便利，最快最好的承载工具只是马车，这也并不是绝大多数人能享受得到的，人们所知所见只是自家周边的十几里地，而且那时国内的物品种类并没有现在这么丰富，直至张骞出使西域，引进众多食物，其中不乏各种果品，如：石榴、核桃、西瓜等，所以才有了现在店里的多种选择。

成书于汉代的《神农本草经》，是已知最早的中药学著作，记载了诸多当时花果的特性、功效，比如酸枣、葡萄、大枣等。相近时期的《伤寒杂病论》对花果食疗的具体运用有着重要的指导价值，并且确定了辨证择食、辨证配膳的原则，书中选用了不少花果疗养的方剂，比如百合鸡子黄汤。在《伤寒杂病论》中张仲景专门用"果实菜谷禁忌并治"篇叙述了水果食用禁忌问题。由此我们不难看出当时的人们对于花果疗养是何其重视。

花果相比药物而言，其性更加平和，在一段时间内连续进食对于身体的改变并不是很明显，更何况大部分花果对于人体是有益的，这种潜移默化式的改善，人们很容易习惯性地接受，理所当然，从而忽视掉花果除却果腹、维持正常生命活动外，还在影响着你的体质等。

晋唐时期在花果养生保健方面做出莫大贡献的正是唐代孙思邈。孙思邈在《备急千金要方》卷二十六中论述有果实类26种；并在其中详细介绍了花果治病的作用。他创制了不少花果养生保健的方子，更在书中直接说到"安身之本，必资于食……食能排邪而安脏腑，悦神爽志，以资血气。若能用食平疴，释情遣疾者，可谓良工。"《千金翼方》载"不知食宜者，不足以全生。不明药性者，不能以除病。故食能排邪而安脏腑，药能恬神养性以资四气。"

明李时珍的《本草纲目》是本草学的集大成者，其中收集了诸多花果养生保健方面的内容，十分详尽，其中不乏花果的妙用小方。

其他医学著作也有关于花果疗养方的记载，例如徐春甫编纂的《古今医统大全》中，对花果膳食烹制的诸多方法做了详尽的介绍；吴禄的食疗专书《食品集》，对果类做了诸多记载，附录部分还记载有饮食宜忌。王孟英的《随息居饮食谱》对于花果养生保健的运用实践已经十分完善成熟。

到了近现代，人们越来越重视花果食疗，在前人积累的丰富基础上，有关花果养生保健的著作大量出版；不论是在临床上还是在日常生活中，花果食疗都得到了广泛应用。

一、四性

四性，又称四气，即药物或食物的"寒""热""温""凉"四种属性。由于"寒"与"凉"性质一致，仅有程度上的区分（寒甚于凉）；"温"和"热"也仅仅是程度的不同（热甚于温），所以常以"寒凉""温热"并称。寒凉的药食多用于治疗热证，如薄荷、芦根等；温热的药食多用以治疗寒证，如生姜、附子等。若某类药物或食物的寒热偏性不明显，如柠檬、乌梅等，则可标以"平"性，以作区分。

由于花果类食品日常多用于食疗，安全性高。相较于用以治病的中药，如附子、大黄而言，花果类食物鲜有大寒、大热之性。就如平素体质稍微偏寒的人，夏日偶尔吃上两块西瓜，不一定会出现严重的不良反应；但若是体质偏寒的人误服石膏、黄连、大黄等寒凉之药，恐怕后患无穷，严重时甚至需要及时抢救。

笔者认为，虽然花果类食物性质多为温、凉或平，较少有大寒、大热之品，安全性较高，但仍需提醒大家的是，服用花果类食物应当根据每个人不同的体质选用合适的食物：平素体质偏寒的人，还是应当少食或忌食寒凉食物，通过适当食用温热性质的食物达到养生调理的目的。同理，体质偏热的人应适当食用寒凉食物，少食或忌食温热之品。平素体质无寒热偏性者，食用温性、凉性食物均可，平性食物尤为适宜，需要注意的是不可偏食，可依照季节、地域的不同，科学地选用不同属性的食物（详见三因制宜服花果）。

❖ 二、五味

五味，是指药物或食物酸、苦、甘、辛、咸五种基本的味道。此外，中医药理论中还有淡味和涩味，由于"淡附于甘""涩为酸之变味"，故习惯上仍称"五味"，而非"七味"。

古人最早通过口尝认识五味，并不断总结完善其对应的效果，如口尝苦瓜、野菊花等，味苦，通过总结类比，发现了苦味常能清热解毒；口尝大枣、枸杞子等，味甘，推广并验证后得出，甘味多具备补益的效果……

通过不断实践总结，本草学家认为：

（1）酸味与涩味可以收敛固涩，增强人体对气、血、精、津、液的约束力，例如白果味涩，能够收敛肺气，可用于肺气虚哮喘患者的食疗；石榴皮味酸，可以涩肠止泻，用于久虚久痢。此外，酸味还具有生津的功效，例如乌梅既可以收敛肺气，用于肺虚久咳，还能够生津以解虚热烦渴。

（2）苦味能泄、能燥、能坚阴。泄即清泄火热、通泄二便、降泄肺气或胃气；燥即燥湿；坚阴即泻火以存阴，就是指通过清泄火热，使其不再灼伤阴液，达到保护阴液的效果。苦味食物如蒲公英可以清热解毒，多用于热毒证；菊苣清热燥湿，有湿热疾患者可适当食用；苦瓜祛暑涤热，暑热气候尤为适宜食用。需要注意的是，少量苦味可以增强食欲，但过多食用可能化燥败胃，因此要把握好适量的原则。

（3）甘味能补、能和、能缓。补，即补益气血阴阳；和，即和中，调理中焦脾胃功能；缓，即缓急止痛、缓和药性。甘味食物如桑椹可滋肾养血，蜂蜜可补益脾胃，大枣可缓和药物的峻猛之性，甘草可缓和筋脉拘挛。需要注意的是，过多食用甘味食物易引起壅滞，会影响脾胃的运化而导致食欲缺乏。

（4）淡为甘之余味，可渗湿利水。淡味食物如薏苡仁、茯苓等，可以用于治疗水湿证。

（5）辛能散、能宣、能行、能通，即辛味具有散邪（风、寒、湿、热）、散结、宣肺透疹、行气行血、通窍等作用。如：陈皮味辛，能行气调中，可用于治疗脾胃气滞、运化不良等；丁香花味辛，能温散胃中寒气，可用于脾胃虚寒者。此外，辛还具有润的作用，如辣椒有辛味，食用辣椒可鼓动人体气血到达肌表，使肌肤得到津液的润养，这也是民间经验"多吃辣椒能美容"的机制所在。

（6）咸味可软坚散结，使肿块、顽痰消散，如海藻、鳖甲等。此外，咸味之芒硝还具有泻下作用。盐麸子作为果类食物中少有的咸味之品，可化痰、降火、润肺，对痰热咳嗽具有良好的食疗作用。

本书所列大部分花果的滋味与效用相一致，但仍存在一些例外，如山楂，口尝有酸味，但并无大部分酸味药食之收敛、生津的功效；又如西瓜，口尝并无苦味，但它具有大部分苦味药食之清热功效。因此，运用五味理论不能机械地照搬，重点是掌握其共性规律、理解其内核后，再对一些例外做到心中有数，如此方能用五味理论指导日常生活，科学有效地服用花果进行养生。

三、归经

"归"即归属，"经"即人体的脏腑经络。归经是指药物或食物对人体某部分的选择性作用。如杏仁的主要功效有肃降肺气，便可言杏仁归肺经；山楂能消食化积，帮助脾胃运化，因此便可言山楂归脾胃经等。一种药物或食物可归一经乃至数经，归经多，说明其作用范围广，归经少则说明其作用范围专一。需要注意的是，归经理论的作用部位是指中医的脏腑经络，而非解剖学的器官概念，如蜂蜜可入脾经，补益脾胃。此处脾是指中医的脏腑概念，而非解剖学的免疫器官之脾。

四、升降浮沉

升降浮沉是指药物或食物作用于人体的趋向，升指升提举陷，降指下降平逆，浮指上行发散，沉指下行泄利。由于升与浮、沉与降的作用趋向相近，故常以"升浮""沉降"统称。

质轻者多升浮（如大多数花类），质重者多沉降（如大多数矿石类）；五味中辛味甘味多升浮，酸、苦、咸味多沉降；四性中温热类多升浮、寒凉类多沉降。此外，炮制也可以影响药物或食物的升降浮沉，如酒炒可使其升，姜汁炒可使其散，醋制可使其收敛，盐水炒可使其下行等。

运用升降浮沉理论指导药食服用时，应把握"顺病位，逆病势"的指导思想，升浮类药食多具备升阳发表、祛风散寒、涌吐、开窍等效用，多用于病位在上或病势向下的患者，如辛夷治疗病位在上之鼻塞不通，升麻治疗病势向下之气虚下陷等；沉降类药食多具备泻下、利水、止咳、平喘、降逆等效用，多用于病位在下或病势向上的患者，如杏仁治疗病势向上（肺气上逆）之咳喘，木瓜治疗病位在下之下肢痹痛等。

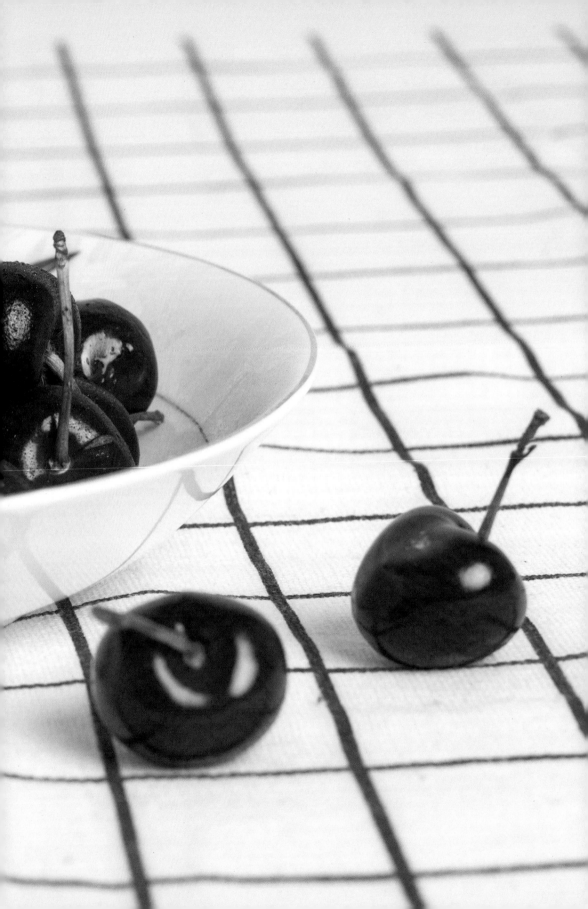

第三章

三因制宜 服花果

第一节
因时制宜

中医认为，一年中四季更替对人体有着深刻的影响。《黄帝内经·素问·四气调神大论》就有云："夫四时阴阳者，万物之根本也，所以圣人春夏养阳，秋冬养阴，以从其根，故与万物沉浮于生长之门。"那么，我们春夏应如何养阳、秋冬应如何养阴呢？想知道这个问题，我们应当先了解一下自然界气的运动在春、夏、秋、冬四季的不同特点。

春季万物复苏，种子在土壤中生根、发芽；树木的根须向下迅速地生长，枝条向上迅速生长；松鼠、狗熊冬眠时将身体团成一团，此时春风一吹，它们也都走出洞穴，打个呵欠、伸着懒腰，开始了充满生机的新生活；冬眠的蛇也将身体舒展开来，开始四处活动……古人仰观天文、俯察地理，看到了大自然植物和动物这种舒展的状态，便推论出春季是一种展放的气的运动，支配着自然界万事万物的生命活动。

人体也是一样，中医认为，春季对应人体的肝，肝主生发，且喜条达、恶抑郁。在春季，我们更应当顺应肝的生理特性，预防气机不畅而产生疾病，比如我们可以选用玫瑰花、合欢花等疏肝行气之品，煮水代茶饮用，促进人体气机的条畅。春季我们还应当预防肝阳上亢，即肝之阳气生动过旺，过犹不及的情况，主要表现是头胀头痛、面红目赤、急躁易怒等，如果出现这种状况，我们可选用菊花、槐花等平抑肝阳、清肝泻火之品来缓解不适。

另外，由于春季气向四周展放的运动特点，人体的气血也有向四肢舒展的倾向，此时脏腑及大脑的气血会相对不足，因而容易出现"春困"的表现。预防春困很简单，我们可适当多吃些核桃，还可配上清利头目、具有提神之效的薄荷，达到养生防春困的效果。

到了夏季，自然界的动物们嬉戏、垒窝、交朋友等变得非常活跃；而植物也是欣欣向荣的，它们地面以上的部分非常繁茂地生长，整个大自然呈现出一派热闹非凡的气象。从这些现象我们很容易推出，夏季是一种上升的气的运动，支配着自然界万事万物的生命活动。

中医认为，夏季对应人体的心，心为阳脏，它的生理特性之一是恶热，而我们知道，火日炎上，且夏季气的运动特点是上升的，因此我们在夏季应当重点预防心火过旺。心火过旺常可扰动心神，引起心烦、失眠等不适，而心火可上炎、下移，上炎可引发口舌生疮、下移可导致小便短赤，甚则排尿时会感觉到灼热疼痛。预防心火过旺也不难，日常生活中可选择长于清心火的竹叶、莲子心等，用来煮粥或者泡水。

另外，夏季气候十分炎热，我们还应当做好防暑工作，此时我们可选择有着"天然白虎汤"之称的西瓜，它既可清热解暑，又能生津止渴，而且西瓜滋味甘甜、口感上佳，实在是炎炎夏季大自然给我们的恩赐呀！

入秋以后，植物会落叶，它们枝干和根的末梢都会干枯，同时营养向主干内收、向种子贮藏；兔子、熊等动物也拼命进食，不断往体内蓄积脂肪。此时我们不难推出，秋季是一种内收的气的运动支配着自然界万事万物的生命活动。

一提起秋天，就绕不开"秋乏"和"贴秋膘"的话题，你知道吗？这两者其实有关联！秋季气的运动特点是内收，此时人体的气血有着向脏腑内聚的倾向，这会使得四肢的气血相对不足。这样一来，我们在日常生活中，尤其是体力劳动时，很容易感觉疲倦无力，而贴秋膘就是针对这种状况的方针——南方人经常煲肉汤，北方人讲究吃饺子。其实，无论我们采用什么方式，最终的目的并非真的要吃胖，而是要补足我们的气血，掌握了这个内核，我们便可在吃饺子、喝肉汤的同时，搭配上一些益气或补血的果品，如大枣、葡萄等，增强贴秋膘的效果。

中医认为，秋季对应人体的肺，肺为娇脏，喜润恶燥，而秋季气候干燥，燥为主气，极易出现燥邪伤肺的情况，中医名方杏苏散与桑杏汤便是针对燥邪伤肺而设计的。这提示我们，秋季应当多吃些生津润肺的食物，如柿子、桃子等果品，进行养生保健，预防秋燥伤肺。

冬季天寒地冻，万物潜藏，许多动物在此时开始冬眠；大多数植物此时也不长叶、不开花，它们的种子也深藏于土壤之中，不生根、不发芽，以免被寒气所伤。此时是一种下降的、潜藏的气的运动，支配着自然界万事万物的生命活动。

中医认为，冬季对应人体的肾，肾主封藏，人体的精气收藏于此，因此在冬季补肾、养肾是十分重要的。我们可以常吃一些补肾的果品，如补肾阴的枸杞子、补肾阳的核桃、补肾气的板栗等，这些都是非常好的冬季食疗之品。

对于阳气不足、气血两虚的人群，冬季会非常怕冷，且经常会有手脚冰凉的症状。此时我们可以选用医圣张仲景在《金匮要略》中记载的当归生姜羊肉汤，再配以龙眼、大枣等具有温补作用的果品，来温阳散寒、益气补血，改善怕冷等不适症状。

值得注意的是，冬季人们普遍不常运动，再加上人们经常在冬季进补，大鱼大肉是少不了的。吃得过多，动得又少，很容易引起饮食积滞，那么我们应怎么预防呢？我们可在大鱼大肉之后泡上一杯山楂水，既能促进营养物质的消化吸收，又可消食健胃、化浊降脂，减轻脾胃的负担。

读到这里，大家应该已经掌握了四季养生的要点，那么什么是"春夏养阳，秋冬养阴"呢？那便是：顺应四季自然界气的运动规律，春养生、夏养长、秋养收、冬养藏，如果我们能做到春夏顺应气的展放、上升运动以养阳，秋冬顺应气的内收、潜降运动以养阴，就一定能够"苛疾不起，是谓得道"了。

第二节
因地制宜

我国不同地区地势的高低、地貌的不同、气候的差异均对人体有影响。《医学源流论·五方异治论》有言："人禀天地之气以生，故其气体随地不同。"因此，人们要想更好地养生保健，就必须依据自己所在地区的特点，采取相对应的养生方法。服食花果也是一样，需要因地制宜。

我国南方地区气候温暖，阴寒之气较少，因此南方人可适当多食些性质寒凉的花果，如西瓜、金银花等；北方地区气候寒冷，阳热之气不足，因而北方人饮食宜适当多一些温热类的花果，如桃子、桂花等。

此外，生活在气候干燥地区的人群宜多食生津润燥之品，如乌梅、柠檬等，以免燥邪伤人；生活在多雨潮湿地区的人群则更适宜多服祛湿之品，如陈皮、木瓜、香橼等，防止湿邪为患。

第三节
因人制宜

人与人之间相貌、性格多有不同，其体质亦是多有差异。显而易见的，有人怕冷，有人怕热；有人好吃那凉的冷的，有人吃一口凉的就便溏腹泻……窥一斑而知全豹，这简单的现象就反映出人与人之间的个体差异。再就是，一个人从蹒跚学步到健步如飞，再到步履维艰，人的体质又岂可说是一成不变的？药补不如食补，乱补不如不补，故而，我们应在充分了解自己身体的情况下，虚则补之，实则泻之，做到有的放矢。只有采取适合我们自身的养生保健措施，才能使我们拥有健康的体魄。

中医认为，小孩儿生长发育较快，阳气正旺，与体内属阴的物质相比处于相对优势，故而中医认为小孩儿是纯阳之体。留心的家长常会发现，家里的小孩儿往往一到屋里就想脱掉鞋子，光着小脚丫在屋里到处跑，如果我们问他光脚踩在地上冷不冷，他往往会说：不冷！你看，这就是纯阳之体的具体体现。假如我们不明白这个道理，就常会犯错误，比如老一辈往往对子孙辈过于溺爱防护，尤其对还在襁褓中的婴孩那可是呵护备至！面对这弱小稚嫩的身体，总是怕其受寒受饥，有甚者，大夏天的也要裹上个两三层，小孩儿本来就是纯阳之体，这样的保暖措施是大可不必的。

另外，儿童在物质基础与功能活动方面均未发育成熟，故而也属稚阴稚阳之体，不宜过寒过热；而且小孩儿还有个特点，他们的脏腑功能还未发育完全，比如说他们脾胃的运化能力就稍差，再加上小孩儿自身贪嘴、大人溺爱，于是乎恣食肥甘厚味，很容易引起食积，此时我们可以选择消食健脾的山楂，还可搭配上行气和胃的柠檬，煮水给小孩儿喝下，来促进食物的消化。

学生时代的青少年，本该是青春活泼，阳光向上的，他们应在操场上恣意抛洒汗水，在教室里精神饱满地学习，但现实却与之相去甚远，或许他们所忧心思虑的事物、所承担的压力是单一的，但其程度却足以使他们身形佝偻。学习本就是一件挺费心思的事儿，思虑过多则伤脾，会导致胃口不佳，脾为后天之本，脾被伤则整个人体或多或少都会受到影响，进而导致亚健康状态；再者现在的学生体能锻炼大多跟不上，脾主四肢，四肢不练则脾气难旺，进而也会导致体质变差；还有就是现在的学生课业负担较重，经常在书桌前一坐就是一天，久坐也会伤脾。所以推荐大家多吃一些健脾、补脾的食品，比如板栗、椰子、龙眼等。

学生每日伏案学习，姿势也多不正确，再加上长时间看手机，现在几乎人人都是"低头族"，这个词儿目前早已不稀奇了，故而年纪轻轻的学生们颈椎出现问题的不在少数，在此建议学生学习时注意姿势正确，课间多看看天空，眺望一下远处，既舒缓了颈椎，也休息了眼睛，还可以放松一下心情，何乐而不为。

现在有一个词语叫"壮劳力"，说的是：正值壮年的上班族，常劳心、劳力，由此上班族的辛苦可见一斑。现在的社会竞争是越来越激烈，随之而来的是上班族工作压力也越来越大：日常业务的繁忙、职场竞争的残酷、人情世故的难处，违心的话越说越多、违心的事不得不做……久而久之，长期的情绪不佳就会引起气机不畅，进而导致肝气郁结，再加上上班族普遍存在饮食作息的不规律，故肝郁脾虚的人比比皆是。这类人群常可食用一些有助于疏肝理气、健脾和胃的花果，如玫瑰花、香橼、柚子等；又因肝郁气滞易导致血瘀，瘀则病邪难去，所以还可适量食用些月季花、山楂等活血化瘀的花果。

对于现今中年人的状态，网络上"中年油腻"这个词还是挺贴切的。首先身体发福，这是一主要特点，这是因为人到中年之后，身体的功能在达到巅峰后，往后都呈下滑态势，最明显的表现是：腿脚不如以前灵活了，气力也是大不如前。中医讲脾主四肢、主肌肉，一旦脾胃运化功能变差，既不能很好地充养四肢肌肉，使得气力不足；同时也易生痰湿，进而易导致肥胖。肥胖的人多有痰湿，脾为生痰之源，因此应多吃一些能够健脾、化痰、祛湿的东西，少食肥甘厚腻之品，以免更伤脾胃，在此基础上再加以适当锻炼，减肥就不再只是句口号了。

进入老年之后，我们更应多注重养生。人体的衰老是一个缓慢的过程，是身体各项功能的逐渐衰退，各脏腑功能的逐渐衰竭，因此老年人的身体是绝不如年轻时的，常表现为阴阳两虚的状态，当然也有以阴虚为主，或阳虚为主的。阴虚者，常表现为手足心热、午后潮热、盗汗、口燥咽干、心烦失眠、舌红少苔；阳虚者，常表现为体倦嗜卧、畏寒肢冷、全身无力、舌淡胖嫩边有齿痕、苔淡白。阳虚为主的老年人可以适当多服一些具有温补作用的果品，如核桃、荔枝、龙眼等；阴虚为主的话可以选择一些可以滋阴的果品，比如桑椹、枸杞子等。总之，我们一定要辨别清楚阴阳之后再行调养，以免阴虚为主却补阳、阳虚为主却滋阴，不仅达不到保健的效果，可能还会对人体造成不利的影响。

另外，老年人养生也绕不开脾。《黄帝内经》中描述人各个阶段的变化与先天之本——肾的变化相对应，而先天赖以后天之本——脾的滋养。先天的衰竭虽是不可逆，但可以通过调养后天，使得后天滋养先天、补养先天，以减缓衰竭的步伐，达到延年益寿的目的。而且老年人除了一生劳累外，饮食也不注意、多思多虑，所以应适当多吃一些补脾益气的果品，如大枣、板栗等，以养护后天之本。

女子相对于男子来说，更为复杂与特殊。女子更为感性，易受情绪左右，其中生气这种情绪较常出现，因肝主怒，故其对肝影响颇大；生闷气更有导致肝郁的可能。女子以肝为先天，肝主血，肝郁则气滞，气滞血瘀，易导致痛经；肝气郁滞，横逆犯脾，会导致脾之运化失职；肝郁化火，更会急躁易怒。因此，女子适宜多吃疏肝、行气的花果，如玫瑰花、月季花、香橼、山楂等，再根据每个人的不同情况，血虚者可搭配大枣、肝郁化火者可搭配槐花等。

女性产前产后饮食禁忌有所不同，妊娠期由于供给胎儿营养，会消耗母体的营养从而使阴血减少，导致阳气相对偏盛。水果中枣、栗、桃、龙眼等性属温热，所以产前不宜食，即中医所谓"产前宜凉"；女性分娩过程中会出血比较多，而且分娩之后身体的抵抗力和免疫力会相对下降，产后女性气血虚弱，特别是剖宫产女性气血可能会更为不足，如机体呈现虚寒状态（存在个例，以医生判断为主），应忌食西瓜、甜瓜、梨、香蕉等性寒凉的水果，即中医所谓"产后宜温"。

三因制宜只要能把握住因时、因地、因人的核心，科学地服用花果进行养生，相信大家一定可以收获健康、享受生活！

附·养生茶饮方

注：此处所列茶饮方仅供日常养生保健参考，需对证使用，不可代替药物。

1. 春季疏肝解郁茶饮方

玫瑰花2g，月季花2g，茉莉花2g，陈皮3g。

2. 春季平抑肝阳茶饮方

菊花3g，夏枯草3g，桑叶3g，槐花1g。

3. 夏季清热防暑茶饮方

绿豆一把，乌梅3个，西瓜翠衣50g。

4. 夏季清心泻火茶饮方

竹叶 2g，莲子心 1g，金银花 2g，百合 5g。

5. 秋季补益气血茶饮方

枸杞子 2g，龙眼肉 2g，核桃仁 10g，板栗 10g，陈皮 2g。

6. 冬季补肾养生茶饮方

枸杞子 3g，核桃仁 10g，板栗 10g，桑椹 3g，黄精 3g，陈皮 3g。

7. 冬季温阳散寒茶饮方

生姜 5g，大枣 5 枚，黄芪 3g，陈皮 3g。

8. 青年补脾益气茶饮方

板栗 3 枚，葡萄 3g，大枣 3 枚，山药 5g，甘草 5g，陈皮 3g。

9. 壮年疏肝行气茶饮方

柚子皮 3g，陈皮 3g，玫瑰花 3g，月季花 3g。

10. 中年祛湿化痰茶饮方

荷叶 2g，冬瓜 2g，山楂 1g，甘草 1g，茯苓 3g，玫瑰花 1g，陈皮 1g。

11. 老年温阳益气茶饮方

龙眼肉 3g，山药 5g，肉桂 1g，覆盆子 5g，陈皮 1g，炙甘草 1g。

12. 老年滋阴养血茶饮方

百合 3g，桑椹 6g，枸杞子 3g，山药 3g，白芍 2g，陈皮 1g，甘草 1g。

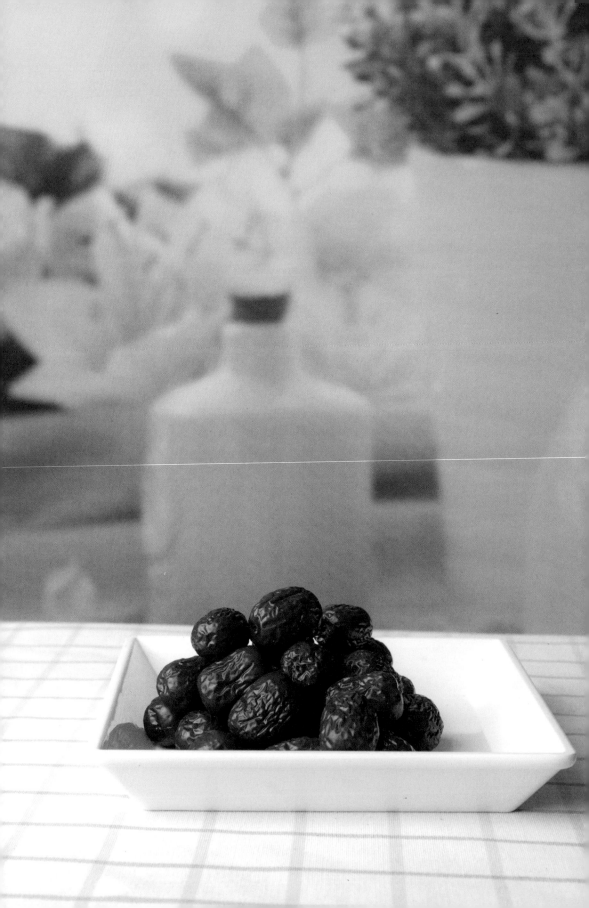

果

第四章

第一节
平性类果

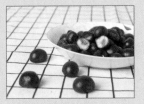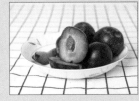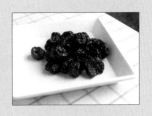

第二节
温热类果

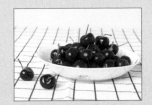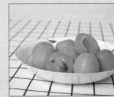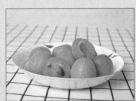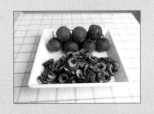

第三节
寒凉类果

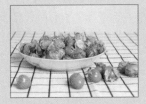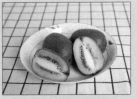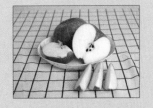

第一节
平性类果

🍋 一、柠檬

柠檬原产于马来西亚，黄色，果皮粗糙，种子小，果实汁多肉脆，常作为调味品或制为美容化妆制品。因其果汁甚酸，孕妇喜食，故柠檬又称益母果或益母子。它还能化痰止咳、生津健胃，可用于百日咳、食欲不振、中暑烦渴等，此外柠檬富含多种维生素及微量元素，因此它也被称为坏血病的克星。下面，我们一起来了解一下柠檬食疗的详细知识。

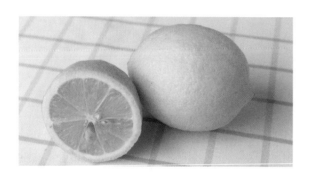

扫码

1. 行气和胃，生津润燥

中医认为柠檬有行气和胃之功，可用于治疗脾胃气滞引发的胃脘痞闷、食欲不振等。近代广州名医程仲平所著的《百病经验一味良方》中便记载了与柠檬有关的一首小方：取鲜柠檬1个，榨汁，再用白开水将柠檬汁稀释至一满杯后，加入少许白糖饮用。此方用于治疗食积气滞轻症效果颇佳。

柠檬味酸，因此还具有生津之效。秋季适量饮用柠檬水有助于防止秋燥伤津。使用柠檬水生津润燥时，常可加入补脾益气、润肠通便的蜂蜜一同饮用，对肠燥津少的便秘患者尤为适宜。

此外，柠檬果气味芳香，闻之令人心旷神怡，略有宁心安神之功，因此民间有将柠檬果置于枕边可使人一夜安眠的说法。

2. 美容养颜

根据现代营养学的研究，柠檬中含有大量的维生素C，而维生素C不仅能防止牙龈红肿、出血，减少黑斑、黄褐斑发生的概率，还可以促进血液循环，对防止血管老化有一定作用。而且柠檬中含有高达百分之四的有机酸，丰富的糖类和微量元素及维生素B_1、维生素B_2、维生素C、烟酸等多种营养成分，具有防止和消除皮肤色素沉着的作用。经常使用可使肌肤光洁柔嫩、细腻且富有弹性，不论内服外用均有效果，是上佳的美容美颜之果。正因如此，市场上许多洁面护肤品都富含柠檬成分。我们平常在家反复搓洗面部，持之以恒，既可使面部容光焕发，又能有效预防痤疮及雀斑。

二、乌梅

乌梅是由接近成熟的梅肉经炭火熏制而成的，其外观呈球形，外显焦黑色，有强烈的焦酸滋味，具有敛肺、涩肠、生津、安蛔之功效。

1. 生津止渴功力强

提及梅子，恐怕大多数人首先想到的便是成语"望梅止渴"的故事了：公元197年盛夏，曹操带领军队正走在讨伐张绣的路上，此时酷暑难耐、水源匮乏，将士们均口干舌燥、士气低迷。曹操见此情景心生一计，他告诉将士们前方不远处便有大片梅林。士兵闻言，果然军心大振，脑海中对梅肉的渴望引起了人体的条件反射，口中唾液分泌增加。待赶到前方一看，根本就没有梅林，但将士们都已经成功缓解了口渴的症状。

读到这里我们不禁会思考：为何曹操激励将士时要谎称有梅林，而非桃林、杏林呢？这是因为梅味酸，具有很强的生津止渴作用，可用于治疗热证之烦渴、津液亏虚之口干舌燥等。乌梅作为梅的炮制品，作用较鲜梅肉更强，是良好的生津润燥、除烦止渴之品。

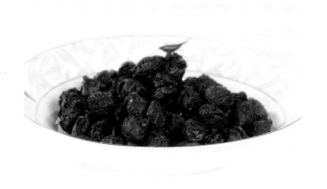

扫码

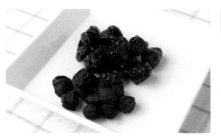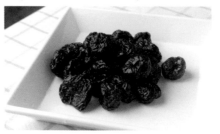

　　乌梅不仅盛夏多用，秋季亦多用。秋季燥为主气，人们在秋天很容易觉得干燥不适，如皮肤、眼睛、口唇、鼻腔等处容易感觉干燥。中医认为这是燥胜则干、燥邪伤津的表现。此时便可使用乌梅生津润燥，帮助人体缓解干燥的症状。

　　关于生津润燥止渴，乌梅白糖汤是上佳的食疗方：可取乌梅10g，白糖1勺，煮水代茶饮。乌梅味酸，白糖味甘，二者搭配，正好符合"酸甘化阴"的法则，可很好地补充人体的津液。有趣的是，明代太医龚廷贤在《种杏仙方》中记载了另一种用乌梅和白糖食疗的方法：取乌梅15g，白糖60g，加入2杯水，煎至还剩1杯如稠糊状时取出，每次食用两勺即可。这个方法可以开胃生津，治疗胃阴不足之口淡无味、不思饮食。由此可见：同样的原料，不同的用量与制法，便可产生不同的疗效，这何尝不是中医食疗的魅力所在呢？

2. 敛肺止咳效用佳

　　乌梅还具有良好的敛肺止咳的效用，多用于肺虚不敛之久咳患者，常可搭配山药、人参等补气之品或杏仁等止咳之品一同使用。

　　秋季肃杀，宜收不宜散；秋燥易伤肺阴。肺应秋，肺虚不敛的久咳患者在此时容易使病情加重。《素问·藏气法时论》有言："肺欲收，急食酸以收之，用酸补之，以辛泻之。"这提示我们：秋季应适当多食酸味以收敛肺气，少食辛味以防发散太过。元代名医王好古也曾提及："乌梅，能收肺气，治燥嗽，肺欲收，急食酸以收之。"由此可见，乌梅既能生津止渴以润秋燥，又能收敛肺气以止咳，实在是肺虚久咳患者秋季不可或缺的食疗佳品。

　　此外，乌梅味酸，酸能收涩，因此乌梅还具有涩肠止泻的功效，临床多可用于治疗久泻久痢等。但是因为乌梅具有收敛的特性，所以表邪未解（感冒、外感咳嗽等）或内有实热、积滞者均不宜服用。

　　需要注意的是，目前市场上有卖零食乌梅，它们是成熟梅肉的加工品，并不是中药炮制品。效果可能会大打折扣，所以如果需要乌梅进行食疗，最好去正规药店购买，不宜选择乌梅的零食制品。

三、花生

作为酒席、家常桌上必不可少的一员——花生，在人们的刻板印象中，花生应该就是香香脆脆的下酒菜，或者是年货单中的待客坚果，但你知道吗？它其实也有很高的营养价值。

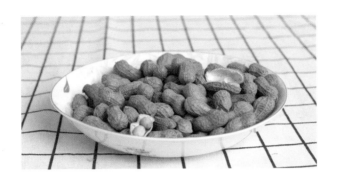

扫码

花生中含有25%～35%的蛋白，主要为水溶性蛋白和盐溶性蛋白，水溶性蛋白又称为乳清蛋白，占花生蛋白的10%左右，盐溶性蛋白占花生蛋白的90%。花生中的蛋白与动物性蛋白营养差异不大，而且不含胆固醇。花生果实中的脂肪油和蛋白质，对妇女产后乳汁不足者，有滋补气血、养血通乳作用。其营养价值在植物性蛋白质中仅次于大豆蛋白。花生果实还含糖类、维生素A、维生素B_6、维生素E、维生素K，以及无机盐钙、磷、铁等营养成分，含有8种人体所需的氨基酸及不饱和脂肪酸，含卵磷脂、胆碱、胡萝卜素、膳食纤维等物质，而且花生中含有一般杂粮少有的胆碱、卵磷脂，可促进人体的新陈代谢、增强记忆力，可益智、抗衰老、延寿。这么一味不凡的坚果，平凡日常生活中，我们更要多多了解它。

1. 滋血通乳

花生里面的果仁很多，习惯被寓意多子多福，象征着子孙满堂的福气，家中人丁兴旺。寓意如此，其功效也与生子息息相关，中医学认为，花生米煮熟性平，炒熟性温，具有和胃、润肺、化痰、补气、生乳、滑肠之功，经常食用可治营养不良、咳嗽痰多、产后缺乳等症。对于生了宝宝后，乳汁却不够的妈妈们，可以在家里炖花生猪脚汤服用。花生有滋补气血，养血通乳之效；猪脚，如清朝王士雄的《随息居饮食谱》所载，能"填肾精而健腰脚，滋胃液以滑皮肤，长肌肉可愈漏疡，助血脉能充乳汁，较肉尤补。"两者共用，对于产后气血不足的乳汁缺乏，效果更佳。

2. 益气养肺

花生又叫做长生果，寓意长寿健康，象征可以永远保持健康和青春，甚至是长命百岁。明朝兰茂所著《滇南本草图说》："补中益气""盐水煮食养肺"说的就是花生！肺为娇脏，肺脏具有清虚娇嫩而易受邪侵的特性；肺主气司呼吸，助心行血，通调水道；在五脏六腑中，位居最高，为五脏之长，故而肺需要好好精养、细养。花生性平，味甘，入脾、肺经，可润肺、和胃。然而，花生虽好，食用需注意，体寒湿滞及肠滑便泄者不宜服用。

四、葡萄

"葡萄美酒夜光杯，欲饮琵琶马上催。"在汉朝，葡萄自西域传入中原，用其酿酒更是以西域为盛。美酒佳肴，琵琶助兴，虽在战场，莫不快哉！

葡萄可生食、制葡萄干、酿酒等，以昼夜温差大产地的产品为佳，如新疆吐鲁番、山东烟台等地。葡萄虽小，营养价值却不可小觑，《神农本草经》载文说：葡萄"主筋骨湿痹，益

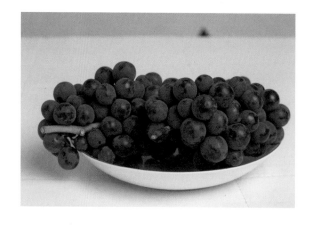

气，倍力，强志，令人肥健耐饥，忍风寒。久服轻身不老延年。"现代营养学研究亦表明，葡萄具有极高的营养价值和药用价值，现在已成为世界性的营养兼药用的商品之一，葡萄中的多种果酸有助于消化，适当多吃些葡萄，能健脾和胃。研究发现，葡萄比阿司匹林能更好地阻止血栓形成，并能降低人体血清胆固醇水平，降低血小板凝聚力，对预防心脑血管病也有一定作用。每天食用适量的鲜葡萄，不仅会减少心血管疾病的发病风险，还有益于那些局部缺血性心脏病和动脉粥样硬化心脏病患者的健康。

全世界的果品生产中，葡萄一直位居首位。除了作为鲜食之外，主要还用于酿酒，还可制成葡萄汁、葡萄干和罐头等食品。葡萄酒具有巨大的经济价值，全世界80%葡萄被用来酿酒，但对于不能饮酒的人群，葡萄汁就成为了更好的选择。葡萄干也是味美多效的营养保健食品，是妇女、儿童和体弱贫血者的滋补佳品。

葡萄能健脾和胃，还可用于食疗。取葡萄汁一杯，加少许生姜汁，调匀服用，对胃虚呕吐者有止吐之效；老年人胃气虚弱，胃阴不足或患有慢性胃炎，胃口不好的人，每次饭前嚼食葡萄干6 ~ 9g，既能开胃，又可补虚弱。

因葡萄营养价值很高，葡萄汁被誉为"植物奶"。从中医的角度而言，葡萄是一味滋补的佳品，可用来补虚健胃，对于身体虚弱、营养不良的人，可适当多吃些葡萄或者葡萄干，有助于恢复。葡萄虽小，浑身是宝，在国外葡萄籽油被用作特殊人群如婴儿、老年人、高空作业者和飞行人员等的高级营养油，颇受世人关注。

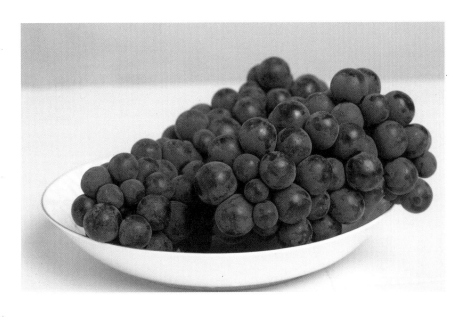

五、椰子

椰子作为海南的标志性水果，想必大家都有所耳闻。苏东坡在谪居海南时，称椰子水为"美酒生林不待仪"，并赋诗称赞用椰子壳雕成的"椰子冠"。

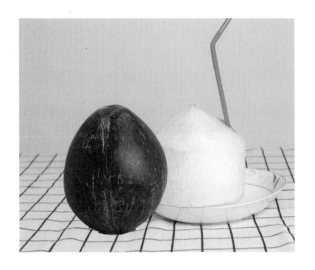

扫码

1.补虚生津

椰子生长在热带地区，这种带着海南特色的水果毫不吝啬地奉献出自己甜美的汁液，有着很好的消暑生津作用。在明代陈文治的《疡科选粹》中记载，用一个椰子烧存性，研磨为末。每次用6g，炒热，以温酒泡服，再盖被子使微微发汗，因为椰子本身有很好的补虚生津作用，所以该方有很好的治疗干咳的作用。

2.补脾益肾

椰子也有补肾的功效，如果你想拥有一头乌黑亮丽的头发可以学学在《开宝本草》中收录的法子：在头上涂上椰子浆，可以让头发更加乌黑发亮。

海南名人丘浚在《南溟奇甸赋》中称椰子"一物而十用其宜"。椰子作为海南的特色水果，总是以各种形式出现在人们的餐桌上，比如从小喝到大的椰汁，作为甜点修饰的椰蓉，还有椰糖、椰丝等。椰肉可榨油、生食、作菜，也可制成椰奶、椰子酱罐头、椰子糖、椰子饼干。椰子水更是富含各种氨基酸、维生素及无机盐，是一种天然的无公害饮品，具有滋补、清暑解渴的功效。

六、板栗

板栗原产我国，是我国食用最早的著名坚果之一。板栗的栽培史在我国至少有两千五百余年，不仅可以生吃、熟吃，还可以加工成板栗鸡罐头、板栗羹、代乳粉、板栗蜜饯等风味食品，以及做各种糕点的馅料。

扫码

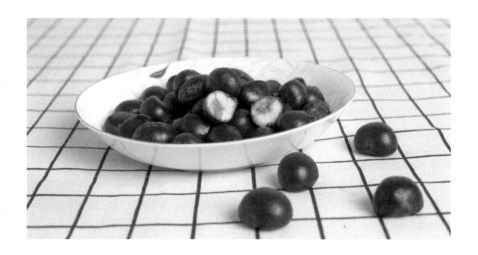

《吕氏春秋》记载"果有三美者，有冀山之栗。"香甜味美的板栗，自古就作为珍贵的果品，有"干果之王"美誉。板栗属于坚果类，但它不像核桃、榛子、杏仁等坚果那样富含油脂，它的淀粉含量很高。中医认为板栗能补脾健胃、补肾强筋、活血止血。对肾虚有良好疗效，故又称"肾之果"。

板栗营养丰富，可口宜人，富含蛋白质和各种维生素及微量元素，是哺育幼儿、滋补孕妇及老年身体虚弱者的营养佳品。从药用方面来说，板栗是补肾佳品。不过板栗生吃难消化，熟食易滞气，一次吃太多会伤脾胃，每天最多吃10个就可以。

"八月的梨枣，九月的山楂，十月的板栗笑哈哈。"秋冬季节，除了冰糖葫芦，街上最多的就是糖炒板栗，这些传统小吃，具有悠久的历史，又有谁人不爱！不过，一些小店炒板栗的锅里黑砂长时间使用会和糖高温下形成黑焦糖，这种焦糖里含有一定的有害成分，不宜食用，而开口的板栗更易黏上，店家和消费者一般都不会注意。因此，大家最好到正规商场选购正规生产厂家生产的糖炒板栗。

七、李子

李子饱满圆润，玲珑剔透，形态美艳，口味甘甜，是人们最喜欢的水果之一，它含有多种营养成分，有养颜美容、润滑肌肤的作用，而且李子中抗氧化剂含量高得惊人，堪称是抗衰老、防疾病的"超级水果"。

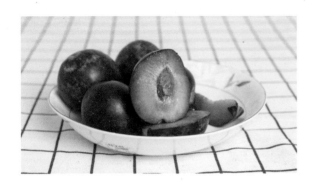

扫码

1. 李子肉：消食积、生津液

李子作为酸性的水果，能促进胃酸和胃消化酶的分泌，有增加肠胃蠕动的作用，因而食李能促进消化，增加食欲，为胃酸缺乏、食后饱胀、大便秘结者的食疗良品。所以在吃太饱的时候，吃适量李子可以消积，促进消化。《泉州本草》中有记载鲜李子捣绞汁冷服，可以治骨蒸劳热，或消渴引饮。李子肉虽好，但它果肉很酸，对牙齿不好，且多食易生痰助湿，可能引发疟、痢，故不可多食。

2. 李子仁：解热毒、清肝泄热

在李子7～8月果实成熟时采摘，除去果肉收果核，破核取仁，晒干，便有了中药材李子仁，在唐代孙思邈的《备急千金要方》中，记载了用李子仁末和鸡蛋白敷在粉刺上的方法，一夜后粉刺就会掉落。因为粉刺大部分由于热毒所致，而味苦的李子仁有除热毒的作用，可以去除粉刺，使人面色润泽。

《本草求真》中记载："《素问》言李味属肝，故治多在于肝，正思邈所谓肝病宜李之意也。中有痼热不调，骨节间有痨热不治，得此酸苦性入，则热得酸则敛，得苦则降，而能使热悉去也。"由此可知李子有清肝泄热之功效。

关于李子的选用，我国的李子可按果实食用期的软硬可分为肉质柔软多汁水蜜类和果实硬熟时肉脆汁多脆李两大类，大家可以根据自己的需求自行选购。要注意的是，味道苦涩和入水不沉的李子不可食用。

八、菠萝

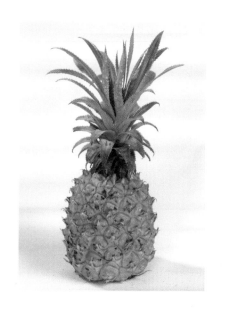

菠萝原产于南美洲热带岛屿，是当地土著人所热爱的水果，明朝时期由葡萄牙人传入我国的东南沿海和台湾等地，之后在我国有一定规模的种植，由于菠萝的形状酷似佛主的头型，人们就在《佛经》中给这个水果起了个名字，从此人们将其称为"菠萝"。

扫码

菠萝气味芳香浓郁，味道甘甜可口，深受大家的喜爱，但是菠萝中富含菠萝蛋白酶，会对口腔黏膜产生刺激，所以人们吃菠萝时会感到嘴唇刺痛，这让人们对菠萝又爱又恨，我们可以在食用菠萝前用盐水浸泡，以此来缓解刺痛感，同时也可以提升菠萝的口感。

美味的菠萝让人欲罢不能，同时它也有很高的营养价值和独特的药用功效。赵学敏在《本草纲目拾遗》中记载，菠萝能"补脾胃，固元气，制伏亢阳，扶持衰土，壮精神，益血，宽痞消痰，解酒毒，止酒后发渴，利头目，开心益智。"由此可知，菠萝的好处是非常多的。

1. 补益脾胃

菠萝可补脾胃之气。其味甘，可健胃消食，所以宜饭后食用菠萝，这样有助于消化；菠萝气味芳香，可芳香醒脾，健运脾气，治疗湿邪困脾、运化无力的病证。

2. 生津止渴

菠萝味甘、微酸，归胃、肾经，可生津止渴，作为时令水果，很适合夏季食用，当夏季暑热难耐之时，吃一个甘甜可口的菠萝，那是多么的令人心旷神怡！同时菠萝归肾经，也有一定的利尿祛湿作用。

菠萝中还富含维生素C以及B族维生素，有助于滋养肌肤，而且还具有抗氧化、抗衰老的作用。所以菠萝还可以美容养颜，增强免疫力，爱美的人们一定不要错过这个美味且营养丰富的水果。

九、波罗蜜

波罗蜜又称蜜冬瓜、木菠萝，如今是我国常见的热带水果，深受人们喜爱，在我国广东、广西、海南等地区有一定规模种植，我国种植食用波罗蜜时间并不长，但也发掘出波罗蜜拥有很好的药用价值，《本草纲目》有记载"波罗蜜，瓤：气味甘、香、微酸，平，无毒。止渴解烦，醒酒益气，令人悦泽。核中仁：气味同瓤。补中益气，令人不饥，轻健。"可见波罗蜜是一种美味的水果，同时也是很好的药材，下面我们深入了解一下它的功效。

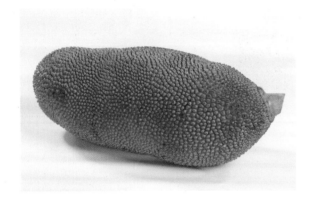

扫码

1.益胃生津

波罗蜜味甘，性平，用于胃阴不足导致的口干口渴、便秘，胃阴亏虚易导致津液亏虚，波罗蜜生津作用可以使胃肠得以滋养，从而达到止渴润肠的功效。食用波罗蜜还可以促进消化，波罗蜜中含有菠萝蛋白酶，可以促进肠胃蠕动，帮助分解蛋白质，所以建议饭后食用波罗蜜。

2.解酒醒脾

波罗蜜有醒脾的功效，可醒酒益气，现代科学研究发现，波罗蜜中含有的糖分和维生素C可以有效促进酒精分解，并且波罗蜜还具有保肝的功能。所以酒后吃适量的波罗蜜，可减轻酒后不适。

波罗蜜虽然美味，但是其中含有菠萝蛋白酶，部分人群对其过敏，所以过敏人群还是尽量不食用为好。

现代医学研究证实，波罗蜜富含糖分、蛋白质、脂肪油、无机盐及维生素，对多种疾病有治疗和预防作用，如可预防感冒、脑血栓，治疗多种炎症等。并且波罗蜜还有减肥、美容养颜的作用，这或许就是波罗蜜受到大众青睐的原因吧。

十、银杏

银杏，相信大家都不陌生。自古以来，银杏都是坚贞高洁的象征，很多文人墨客都曾歌颂过它，李清照就在诗中说它"玉骨冰肌未肯枯"。的确，银杏外表朴实无华，但它坚韧沉着，除此之外，它还是一味良药。

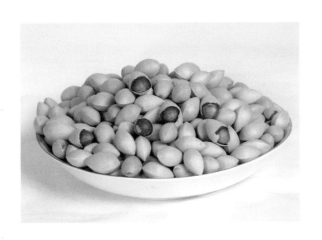

扫码

1. 银杏果：敛肺平喘，收涩止带

银杏果又称作白果，性平，味甘、苦，归肺经，有小毒。《本草纲目》记载，白果"熟食温肺益气，定喘咳，缩小便，止白浊。"可见银杏在治疗咳喘、白浊带下这方面有很好的疗效，甚至被古人称为"定喘良药"。治疗咳喘方面，白果可敛肺气，适用于咳喘、气逆、痰多之症。《摄生众秒方》中，定喘汤就用白果治疗哮喘，用白果21个（去壳，砸碎，炒黄色），麻黄9g，苏子6g，甘草3g，款冬花9g，杏仁4.5g（去皮尖），桑皮9g（蜜炙），黄芩4.5g（微炒），制法半夏9g（如无，用甘草汤炮7次，去脐用）。水煎服，可用于治疗风热外束，痰热内蕴之哮喘。收涩止带方面，白果可除下焦湿热、止带缩尿，治疗妇女带下病常用。但是白果有小毒，不可过量使用。

2. 银杏叶：敛肺平喘，活血止痛

银杏叶味苦、涩，性平，常用于肺虚咳喘，其活血止痛，常用于治疗胸痹心痛，对治疗冠心病导致的心绞痛有一定作用。银杏叶中含有天然黄酮及苦内酯，可溶解胆固醇，扩张血管，老年人可适当服用银杏茶，起到预防和治疗心脑血管疾病的作用。

第二节
温热类果

一、荔枝

荔枝广泛分布于我国南部、西南部及东南部，其中尤以广东和福建南部居多，其果皮有鳞斑状突起，呈鲜红或紫红色；果肉鲜品呈半透明凝脂状，味道鲜香甜美。我国荔枝种植历史悠久，早在汉代便已有栽培。

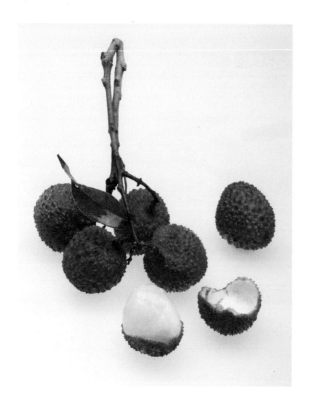

扫码

荔枝不易储存，采收时需连枝割下，方可延长保鲜期。荔枝若离开枝叶，会"一日而色变，二日而香变，三日而味变，四五日外，色香味尽去矣"，故荔枝又被称为离枝。

古代嗜好荔枝最著名的人物恐怕就是杨贵妃了吧。据《新唐书·后妃·杨贵妃传》记载："妃嗜荔枝，必欲生致之，乃置骑传送，走数千里，味未变已至京师。"派飞骑运送荔枝，着实不易，而我们生活在保鲜与运输条件都极为先进的今天，几乎全国各地都可以品尝到鲜荔枝的甘甜，真乃一大幸事了！荔枝除了味道甘甜鲜美，其在食疗保健方面的作用也不容小觑。

1. 保健：益智、养颜

明代医家李中立的《本草原始》中记载荔枝能"通神益智，健气。益人颜色"。明代名医缪希雍也言其"鲜时味极甘美，多津液，故能止渴，甘温益血，助荣气，故能益人颜色也。"因为荔枝可以益气养血，所以气血虚弱的朋友可适当多吃些荔枝，或用荔枝干煎水饮用，坚持一些时日，效果良好。

现代营养学研究发现：荔枝具有促进肌肤新陈代谢、预防雀斑、营养脑细胞、延缓衰老的作用。这便不难理解为何杨贵妃如此钟爱荔枝了，一个口感好，既益智又养颜的水果，怎能不喜爱呢？

2. 食疗：行气消肿

荔枝还具有行气消肿的功效。清代医家沈穆的《本草洞诠》中有言："盖荔枝属阳，主散无形质之滞气，故治瘤赘赤肿，发痘疮。"清代温病学家王孟英在《随息居饮食谱》中记载了一个治疗痘疮的食疗方：取荔枝肉放于酒中浸泡后，连酒带荔枝肉一并服用，此方对于痘疮透发不畅者效用颇佳。

此外，荔枝还可与生姜一同煎水饮用，取荔枝行气之功，借助生姜温胃之力，对于轻度的胃寒疼痛有一定的缓解作用。

关于荔枝的食用，我们需要注意：荔枝性热，所以阴虚火旺、湿热体质、肝火旺盛、热毒证者不宜食用；因其含糖量高，所以糖尿病患者忌食。不要空腹吃荔枝：如果在空腹时吃下大量的荔枝，可能会出现头晕、出冷汗、手脚冰冷的症状。荔枝不能和动物肝脏同食：动物的肝脏富含铜、铁等离子，这些离子可使荔枝中的维生素氧化，使二者的营养价值均降低。

二、桃

桃子有"寿桃""仙桃"的美称，在我国有4000多年的栽培历史，是我国本土果树之一。在中国传统文化中，桃是一个多义的象征体系。在人们的文化观念中，桃有着生育、吉祥、长寿的民俗象征意义。桃果融入了中国的仙话中，隐含着长寿、健康、生育的寓意。《礼记》中还记载了古时已把桃列为祭祀神仙的五果（桃、李、梅、杏、枣）之一。

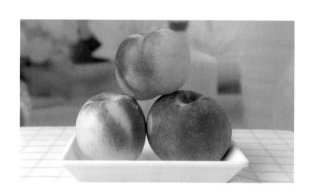

扫码

1. 可生津、润肺肠

药王孙思邈称桃为"肺之果"，还说"肺病宜食之"。由于肺喜润恶燥，而桃子含水量高，对于一般的人群都适合食用，尤其是体虚津亏的人群，食用桃子以润肺是很好的养生方法。

桃也归大肠经，能养阴生津润肠燥，故肠燥便秘轻症的患者可经常食用。需要注意的是，桃子性温，对于便秘属于实热证的患者反倒会火上浇油、热上加热，应当忌用。

2. 能补血、壮身体

桃是较温和的水果，它还具有补血活血的作用，可以强壮身体、美容养颜。清代著名温病学家王孟英在《随息居饮食谱》中记载，桃可"令人肥健，好颜色"。因此大病之后气血亏虚、面黄肌瘦、心悸气短的患者可以用桃子温养身体；人们在日常生活中也可以借助桃养血活血之力美容养颜。

但桃子也并不是适合所有人食用，体内有实热的人群不宜食用；未成熟的桃子不能吃，会令人腹胀或生疖痈。

另外，桃子表面附着有一层桃毛，我们在清洗时可将桃子放在温水中，再撒少许的盐，轻轻揉搓，桃毛就会很容易脱落；或者在清水中放入食用盐，将桃子浸泡3min，搅动，桃毛就会自动脱下。

三、石榴

石榴最早由张骞从西域引入。中国大部分地区都有栽培，其中以河南、江苏、安徽等地种植面积较大，品质较优。其中安徽怀远县是中国石榴之乡，"怀远石榴"为国家地理标志保护产品。中国传统文化中，视石榴为多子多福的象征。下面，我们一起来了解一下石榴食疗的详细知识吧。

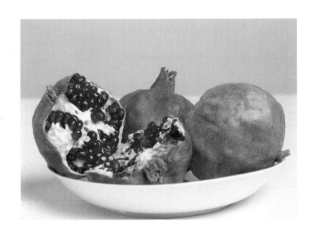

扫码

1. 石榴果：涩肠止泻，收敛止血

中医认为石榴治疗久泻久痢具有良好的作用，据《普济方》记载，陈石榴烘焙干后研磨成细末，每次9~12g，佐以米汤服下，或用鲜石榴一个连皮捣碎，加食盐少许，以水煎服，此方治疗久泻久痢、大便出血有良效。再加上石榴有较好的抑菌作用，它也是辅助治疗腹泻、出血的佳品。

2. 石榴皮：驱虫杀虫，止血止痢

石榴皮和石榴树根皮有驱虫杀虫之功，对人体的寄生虫有麻醉作用，能治蛔虫、绦虫、蛲虫等虫积腹痛，特别是对绦虫的杀灭作用较强，古代人们常与槟榔、使君子同用以驱虫。

同时石榴皮能治崩漏便血，可以止血。《本草纲目》中记载："止泻痢，下血，脱肛，崩中带下。"

医圣张仲景的《金匮要略》中记载："安石榴（即石榴）不可多食，损人肺。"即多食石榴会伤肺，助火生痰。而且石榴的果实含有大量的鞣质，有收敛作用，因此大便秘结的患者也要忌食。

四、山楂

山楂是家庭常见的核果类水果，因其果实为深红色，故又名山里红。说到山楂，不得不说的就是冰糖葫芦这一深受大人小孩喜爱的传统特色小吃，因山楂果实成熟于9～10月份，故而冰糖葫芦常在秋冬出现，咬上一口酸酸甜甜，冰冰凉凉，简直是人间一大乐事！不过，山楂优点似乎并不止于此，它也可以入药，烘干、炮制后，它就是中医手中的一位良将，开胃消食、疏血通经不在话下，下面就让我们来深入了解一下这不一般的水果——山楂吧！

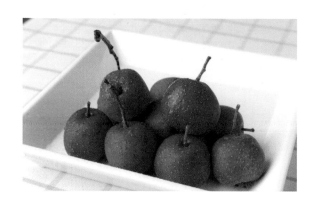

扫码

1. 消食化积

山楂消食，李时珍在《本草纲目》中就有记载："食肉不消。山楂肉四两，水煮食之，并饮其汁。"对于消食化积，山楂尤其擅长促进油腻、肉食消化，促进脂肪分解消化。单用即效。合白术、神曲为丸，可治一切食积。若脘腹胀痛甚者，可合青皮、枳实等行气消积之品同用。

关于肉食积滞引发的疾病，明代龚廷贤的《种杏仙方》中记载了一个小方：山楂30g，去核水煮，先饮汤再吃山楂。可用于食肉太多不消化，有腹胀、发热症状的患者。

山楂含有多种有机酸，服用后增强胃液酸度，促进蛋白质的消化；含有脂肪酶，促进脂肪的消化；含有维生素C等成分。明代云南嵩明人兰茂所著《滇南本草》中亦提到，山楂："消肉积滞，下气；治吞酸，积块。"凡事过犹不及，吃这一方面也不例外，山楂虽好，过多食用损害牙齿，故齿龋之人不宜多食。

2. 疏血通经

除了消食功效，山楂还可以疏血通经，可用于治疗某些因瘀血导致的

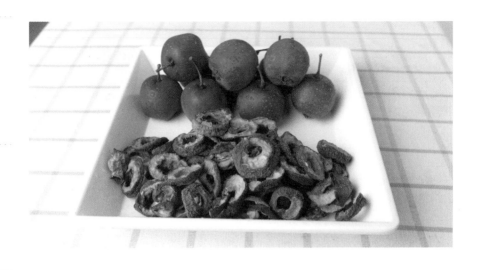

经期紊乱。民国时期的名医张锡纯所著《医学衷中参西录》记载了一个食疗方：用10g山楂煎汤，再加入20g红糖，趁热服用，对瘀血所致的月经不来患者效用颇佳。

现如今，山楂食用方式有很多，如干山楂片泡水饮用，由山楂加工的副产品：山楂片、山楂条、山楂卷等也可供大家选用。

五、枸杞子

现在我们茶杯里随处可见的枸杞子在古时传入中东和西亚时，却被那里的人们誉为"东方神草"。

1. 补益先天，益精明目

中医认为枸杞子具有滋补肝肾、益精明目的功用。肾为先天之本，影响人体生长发育，枸杞子补益先天，对于身体衰损的治疗确有积极作用；再有枸杞子益精明目，中医讲肾精充足而目视精明，由此可治疗肾精亏损而致的两眼昏花。尤其是对年老虚损、两眼昏花、视物模糊具有一定的治疗作用。

唐代孙思邈在调理身体虚损的患者时，就曾用鲜枸杞子200mL❶，清酒1200mL进行治疗。《备急千金要方》记载其方名为枸杞煎，并称其神验，由此可见孙思邈当时所用可谓神效。具体用法如下：

---

❶原书中是"一升"，换算后是200mL。

取鲜枸杞子和清酒共同煮沸五次后，取出共同研末，充分滤过取汁。将之前的渣充分洗净留下枸杞子的子，暴晒干燥，捣末，和之前的汁微火慢煎直到可以揉搓成丸，以酒送服3g，每天两次。

扫码

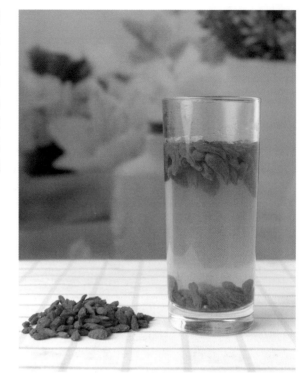

2. 滋补肝肾，养血安神

枸杞果实为红色，约黄豆大小，虽没什么惊人之相，但其对人却是极有益处的。李时珍可谓是医中大家，他曾在《本草纲目》中记载道，枸杞子粥可以"补精血，益肾气"。日常生活中我们可以用此方作为因久病劳损，年高体弱而致肝肾阴亏的辅助食疗。

肝肾阴虚者，常表现为面白无华、唇甲色淡、头晕、失眠多梦等肝血虚症状，与腰酸疲乏、五心烦热等肾阴虚症状，而枸杞子滋补肝肾、养血安神的功用正对其证。

枸杞虽好，我们食用时也应注意以下几点：脾胃虚弱或者脾胃虚寒的人群不宜服用，因为枸杞子比较滋腻，容易阻碍脾胃的运化功能；枸杞子性温，热性疾病患者不宜服用。

掌握了这些知识，相信大家能更具体地体会到枸杞子养生防病的作用，同时也能更加科学地进行养生。

六、枣

"日日吃三枣，一辈不见老"。枣，原产于中国，种植已有3000多年，是我国果树栽培中历史最久的果树之一。枣呈长圆形，可鲜食，亦可制成干果或蜜饯等，是一种非常好的水果，吃枣可以补血、降压、增强人体免疫力，治疗虚损病证。民间还把枣作为吉祥物，成亲时在婚床上撒满大枣、花生、桂圆、莲子，寓意着"早生贵子"，时至今日这种习俗也都还存在。枣作为药用在汉代成书的《神农本草经》即已收载，且历代药籍均有记载，对其养生疗病的认识不断深化。

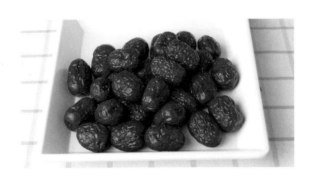

扫码

1. 养血安神

提到大枣，大家最先能想到的肯定就是补血益气，一天吃两三个，日积月累下来，可见良效。

枣作为补养佳品，平时煮粥、煲汤时加入，可补养身体，滋润气血。如大枣莲子汤，补益气血；大枣猪肚汤，养胃佳选；甘麦大枣汤，女生烦躁抑郁、哭泣不安、心神不宁时，用大枣、甘草和小麦同煮，养血安神，疏肝解郁。这些都是日常生活中很常见的食疗小方。若是有血虚烦闷不眠的情况，还可选取药王孙思邈在《备急千金要方》中记载的小方：大枣20枚，葱白7茎，用水6000mL，煮剩200mL，之后去掉渣滓，将药汁一次服下即可。

2. 补脾益气

相信大家都听过囫囵吞枣的故事，这个故事中提到虽然梨子有益于牙齿，但吃多了会伤脾；大枣有益于脾，可是吃多了就会损坏牙齿。才有了后面的囫囵吞枣，现在比喻读书等不经消化理解，笼统接受。虽然这个故事的寓意十分明显，同时也提出了大枣养脾之功效，大枣性温、味甘，还具有益气补血、健脾和胃、祛风的功效。

明《本草纲目》中记载的"枣为脾之果，脾病宜食之。谓治病和药，枣为脾经血分药也。若无故频食，则生虫损齿，贻害多矣。"为这则故事提供了理论基础，更可以给大枣做最好的证明。

枣还有缓和药性的作用，大枣常被用于药性剧烈的药方中，以减少烈性药的副作用，并保护脾胃。如十枣汤中，用大枣缓解甘遂、大戟、芫花等泻药的毒性，保护脾胃不受伤害。但由于枣的含糖量过高，所以糖尿病患者要避开食用！另外，大枣味甘，多食易引起壅滞，会影响脾胃的运化，因此食用应适量，痰湿体质人群更是不宜过多食用。

七、番木瓜

番木瓜，又称青木瓜，简称木瓜。它原产于中美洲，已在热带和亚热带地区广泛种植，大约在17世纪引入中国并种植。古籍中常出现的木瓜往往是本土种植的木瓜，别称是宣木瓜。宣木瓜含有丰富的有机酸、维生素，药用可以起到舒筋活络、和胃化湿的作用。番木瓜是生活中常见的热带水果之一，它含有大量的木瓜酶、木瓜碱，有很好的减肥和美容效果，所以在我们的生活中常被用来制作成各种护肤品、化妆品等。这两种木瓜由于外表相似所以不是很好分辨，番木瓜的果实一般是长椭圆形，成熟之后，其外皮的颜色一般为橙黄色或者是黄色，切开番木瓜之后，可以看见其中的种子分布没有规则，通常是一堆堆地堆在一起。宣木瓜的果实一般呈长椭圆形，成熟之后，其外皮的颜色较暗，为暗黄色。切开之后，可以看到种子分布在五个室内。

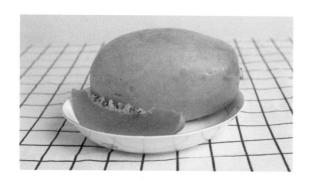

扫码

1. 健脾消食

木瓜中的木瓜蛋白酶，可将脂肪分解为脂肪酸；现代医学发现，木瓜中含有一种酵素，能消化蛋白质，有利于人体对食物进行消化和吸收，故有健脾消食之功效。

2. 通乳，抗癌

木瓜中的凝乳酶有通乳作用，番木瓜碱具有抗淋巴性白血病之功效，故可用于通乳及治疗淋巴性白血病。木瓜中含有大量水分、碳水化合物、蛋白质、脂肪、多种维生素及多种人体必需的氨基酸，可有效补充人体的养分，增强机体的抗病能力。比如番木瓜花生大枣汤，材料有番木瓜、花生、大枣和片糖。先把番木瓜削皮、切片。然后将番木瓜、花生仁、大枣和几碗水放进煲内，再放进片糖，待水开后改成慢火煲2h就可以食用。

⬛ 八、香橼

香橼，又名枸橼或枸橼子，果多椭圆形，果皮淡黄色，果肉味酸，有香气。一般果实类的多以果肉香甜为大众喜爱，而香橼却是因其果香而闻名于世。

如果你对香橼这个名字比较陌生，它的变种的名字——佛手，你或许会有些印象。佛手又称佛手柑，果皮黄色，果形奇特似手，或许其名就是因此而来；它的香气要比香橼浓郁，久置更香。我国熏香的习惯由来已久，在古代极受文人、贵族阶层的追捧，各种香料可谓是争奇斗艳，而香橼以其独特的香气，深受大众喜欢，甚至在皇宫内院中都有它的身影。那么这样造型奇特的水果有什么神奇的功效呢？

1. 化痰止咳

香橼的果肉多酸，不像其香气那么诱人，十分具有欺骗性，香橼果实直接食用的话，它的口感的确难以回应大家对它的期待。而在云南某些地区的人们就对吃香橼非常执着，他们通过将香橼制成蜜饯，改善了果肉的口感，并以此来招待客人。

世上还是执着的人多，就算是不好吃，那也得看看它是否有药用功效，总得把它除香气怡人外的价值挖掘出来。李时珍就在《本草纲目》中记载："香橼……煮酒饮，治痰气咳嗽。"香橼具有化痰、疏肝解郁、理肺气的功效，以酒煮可助其药效发挥。

需要注意的是：香橼辛温，易耗气伤阴，因此阴虚血燥的咳嗽患者不宜食用。

2. 理气宽中

在中国的传说中佛手是一种仙女降下的神药，是观音菩萨的玉手。虽

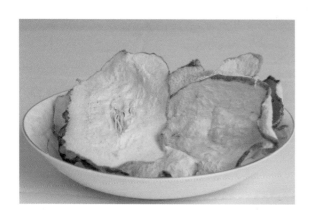

扫码

然我们都知道故事夸大成分居多，但佛手确有疏肝理气、和胃止痛的作用，可治疗肝胃气滞、胸胁胀痛、胃脘痞满。佛手性温，味辛、苦、酸。归胃经、脾经、肝经、肺经。所以佛手辛行苦泄，善疏肝解郁、行气止痛。佛手治肝郁气滞及肝胃不和之胸胁胀痛、脘腹痞满等，可与柴胡、香附、郁金等同用，而香橼作为佛手的原种，也具有疏肝理气、宽中止呕的功效。佛手的果实还能提炼佛手柑精油，是良好的美容护肤品。佛手的花与果实均可食用，可作佛手花粥、佛手笋尖、佛手炖猪肠等；有理气化痰、疏肝和胃、解酒之功效。清·梁廉夫在《不知医必要》中记载用干香橼两个熬成浓汁，与五碗甘蔗汁、一茶杯生姜汁和匀，早晚每服大半茶杯来治疗反胃。

香橼喜温爱湿，多生于我国南方地区，其香气能够早早地在北方飘扬，我猜测这多是梁王的功劳。有这么一个典故——梁王嗜果，讲述的是身处北方的梁王好吃水果，吃遍了北方各地的水果后，就又去南方的吴国探寻，使者被香橼的香气吸引，与吴王交涉后，带回交予梁王，梁王尝后舌缩而不能咽，齿柔而不能咀。或许香橼就是经此一遭，才在北方传散开来的。

九、樱桃

樱桃，因黄莺喜欢啄食，故名莺桃，又称含桃。樱桃之名首载于《吴普本草》，果形颇似桃，而圆又如璎珠，味美形娇，营养丰富，口感甜中带微酸，在中国主要分布在黑龙江、吉林、辽宁等地。

樱桃及其花还可以代表很多美好的事物，历代文人墨客对其倍加礼赞，唐代诗人李贺曰："背人不语向何处，下阶自折樱桃花。"李白也有"别来几春未还家，玉窗五见樱桃花"的佳句。白居易曰："含桃最说出东吴，香色鲜浓气味殊。"南宋词人蒋捷写道："流光容易把人抛，红了樱桃，绿了芭蕉。"

1.美容祛斑

这么浪漫的果品，不止文人墨客喜欢，名医大家也对它很感兴趣，唐朝名医孙思邈在《备急千金要方》中这般说道："樱桃，味甘平涩。调中益气，令人好颜色，美志意。"樱桃味甘，性温热，补血益气，但虚热咳嗽者忌食，有溃疡症状者、上火者慎食。常用樱桃汁涂擦面部及皱纹处，能使面部皮肤红润嫩白，去皱消斑，真是美白又祛斑呢！

2.祛湿通经

市面上不止有鲜果，某些食品企业还将其加工制成樱桃酱、樱桃汁、樱桃罐头和果脯等，值得一提的是，它和葡萄一样也可以用来酿酒。成品呈浅粉色，浪漫的颜色，酒香中伴随着淡淡的樱桃香，而且它还有美容功效！

对于樱桃的功效，明朝兰茂所著《滇南本草》如是说道："治一切虚症，能大补元气，滋润皮肤。久服延年益寿。浸酒服之，治左瘫右痪，四肢不仁，风湿腰腿疼痛。"樱桃能补肝肾以强筋骨，取白酒助药力而行血脉、通经络。用于久患痹证，肝肾虚弱，筋骨不健，腰膝酸软，四肢不仁，关节不利的患者。

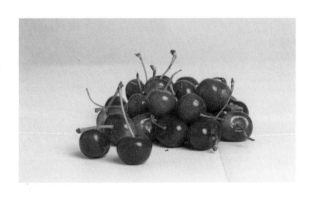

扫码

十、杏

杏是我们熟知的一种食物，原产于我国，古时候又叫甜梅，其果肉、果仁均可食用。杏果实营养丰富，含有多种有机成分和人体所必需的维生素及无机盐类，是一种营养价值较高的水果，它在二月里开红花，叶子圆而尖，在我国广泛种植。让我们更加深入的了解一下吧！

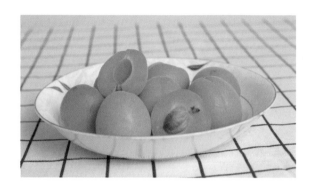

扫码

1.杏肉：润肺定喘、生津止渴

中医认为杏肉具有润肺定喘、生津止渴的功效，通常用于治疗肺燥干咳、口燥咽干、喘促气短等症状，用于辅助治疗阴虚所致的五心烦热、肺结核的潮热均有较好的疗效。而青杏治疗肠炎效果好。口中津液少、口干烦渴者适合吃新鲜的杏子。煮杏肉时加蜜制作杏脯，有润肺止咳定喘的作用。

2.杏仁：止咳平喘、润肠通便

下面我们来说说杏果仁——杏仁，中医认为杏仁具有止咳平喘、润肠通便的功效。临床上通常用苦杏仁，苦杏仁主入肺、大肠经，味苦能降，且兼有舒利开通之性，降肺气之中兼有宣肺，因而能达到止咳平喘的功效，是治疗咳喘的要药。

在中医理论中，大肠和肺通过经络的联系而构成表里关系。在生理这种关系均可体现出来。在生理上大肠接受小肠下注的糟粕，将其中剩余的水液吸收后，使之变化成粪便，最后经肛门排出体外。这种传导功能的实现，也是因为肺的肃降才得以实现。而杏仁味苦，能肃降肺气，除此之外，苦杏仁还含有丰富的油脂，具有润滑功效。因而它还具有润肠通便的作用。

在临床使用时，苦杏仁有小毒，所以用量不宜过大，临床一般使用5～10g，婴儿慎用。《本草从新》记载："因虚而咳嗽便秘者忌之"，这也值得我们注意。

十一、核桃

核桃原产于伊朗，在汉代张骞出使西域后传入中国，又称胡桃、羌桃。其外壳坚硬，有不规则槽纹，日常多生食或炒食。核桃有丰富的营养价值，《神农本草经》也将其列为久服轻身益气、延年益寿的上品，有"长寿果""养生之宝"的美称。核桃可谓是居家旅行必备养生之果。下面让我们来深入了解一下吧。

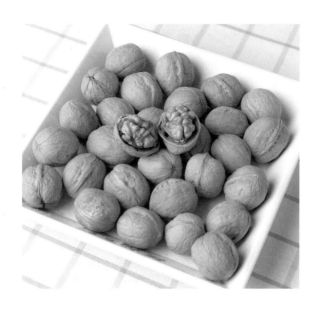

扫码

1. 核桃仁味甘，补肾益脑

众所周知，核桃补脑。中医讲脑为髓海，肾主精生髓，核桃仁有补肾的作用，从这个角度来说，核桃仁可以通过补肾来充盛脑髓，从而达到益脑的效果。在民间有"以形补形"的说法，只以"形"来判断中药的功用当然是不准确的，它只是诸多判断依据中的一种因素而已。不过当我们看到核桃仁的形态与人的大脑如此相似时，再回想这个说法，是不是很有意思呢？

核桃仁味甘，性温，有补肾之功。但核桃仁对于肾来说，可不仅限于补益这一作用，它还有治病的功效。温病四大家中的王孟英就曾用它治疗过肾虚小便频数，并记载在《随息居饮食谱》中。具体用法为：睡觉前咀嚼核桃仁，并用温酒服下。另有，核桃仁之间的分心木也有补肾涩精的功效，可用于治疗肾虚遗精、滑精、遗尿。

2. 温补肺肾，定喘止咳

核桃仁具有温补肺肾、定喘止咳的功用，对由于肺肾虚寒、肾不纳气所致的腰膝酸软、虚寒喘嗽有不错的治疗效果。张璐在《张氏医通》就曾记载：将核桃仁3枚净选或切制后，加入定量的炼蜜共同拌炒；之后将蜜炙过的核桃仁与3g人参煎服，用来治疗肺肾气虚的乏力喘嗽。

需要提醒大家一点：核桃仁油腻滑肠，并且易生痰助火，泄泻者、痰多咳嗽及阴虚有热者忌食。

就美容而言，常食用核桃仁可以润肌肤，乌须发，使皮肤光滑、富有弹性！

▌十二、龙眼

龙眼又有桂圆、三尺农味、益智等名称，是无患子科龙眼属的植物，在我国主要分布于福建、广西、台湾等地区，它与产于我国南方的荔枝一样，是受我国人民喜欢的水果，但与荔枝不同的是，龙眼在中医理论体系中，被更加广泛的作为中药进行使用。龙眼作为药食两用的植物，在药物应用方面又有什么用途呢？下面就让我们一起来了解一下。

1. 心脾同补作用好

中医认为，龙眼肉甘温，归心、脾经。有补益心脾、养血安神的功效。中医治疗心脾两虚导致的许多疾病如心悸、失眠的时候，多要考虑配伍龙眼肉。在明代薛己的著作《正体类要》中，载有一首著名的补血方——归脾汤，就使用了龙眼肉这一中药。归脾汤组方较大，补血、益气、安神多功效并行。在组成当中，当归和龙眼肉均为补血药，其中龙眼肉起补血养心的功效。心血

扫码

充足，则心悸、失眠等症状随之消失。补血药物有很多，但是重于补心血，还能够心脾同补的药却不多，龙眼肉就是其中之一，这足以体现它在中医治疗中的重要地位。现在市场中，为了方便，把归脾汤改为归脾丸，做成成药销售，对于生活中常常表现出头晕眼花、面色白而无华、心悸、失眠、饮食差等心脾两虚症状的人群，可以选用归脾丸进行调理。

2. 日常食疗功效佳

龙眼肉作为药食两用的食品，在日常的食疗中也有广泛的用途。龙眼肉是补养心脾、补益心血的药材，所以有很多使用龙眼补血的食疗方法。比如可以取龙眼肉10g、莲子15g、糯米60g煮粥食用，对体弱、贫血、心悸、失眠、精神不振有一定的补益效果。除了煮粥我们也可以用龙眼做一些其他的菜，取龙眼肉30g、羊肉700g、党参15g、大枣12枚（去核）、生姜3片，米酒少许。将羊肉切块炒制后加米酒爆透，再将党参、龙眼肉、大枣、生姜放入锅中，加入适量清水，武火煮沸后，文火煲3h左右，直至羊肉软烂，吃肉喝汤，可以治疗气血两虚所致的神疲乏力、头晕眼花。

龙眼与许多补益类食材搭配，都能起到较好的补益效果。但是要特别注意的是，龙眼性味甘温，阴虚火旺者慎用；药用的龙眼肉和直接吃的水果龙眼有一定的差别，我们在使用时要注意区分。

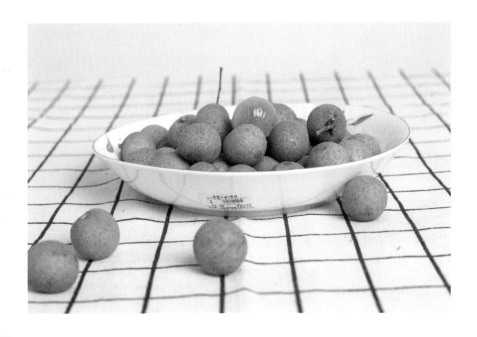

第三节
寒凉类果

⑧ 一、梨

梨作为常见的水果之一，大家都不陌生。而且很早以前就有人利用它作为保健良药。李时珍在《本草纲目》中记载："梨品甚多……俱为上品，可以治病。"指出梨能"润肺凉心，消痰降火，解疮毒、酒毒"。而且梨既可生食，也可蒸煮后食用。在医疗功效上，梨可以通便，利消化，对心血管也有裨益。在民间，人们常把梨去核，放入冰糖，蒸煮过后食用，可以止咳，为养生保健佳品。对于梨的知识，大家了解多少呢？

1. 生津、润燥

梨可以生津止渴，对于日常中的咽燥喉痛的咳嗽、津少口干、目赤等，都有很好的食疗效果。中医认为，梨味甘、微酸，性凉，能够生津止渴、滋阴润肺、清热泻火、止咳化痰。将梨切碎绞出的汁液，被中医称为"天生甘露饮"，可以治疗热病伤津、高热烦渴。中成药"雪梨膏""秋梨膏"的主要原料就是梨，以梨、麦冬、蜂蜜等熬制而成，对一些慢性呼吸道疾病有较好疗效。

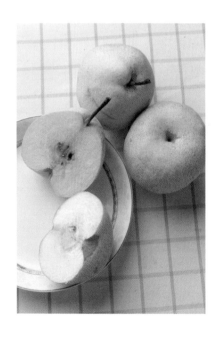

扫码

2. 化痰、清热

梨还可以化痰、清热。在日常生活中，我们可以通过一些简便验廉的食疗方来更好地发挥梨的作用。名医朱丹溪有一个治疗痰喘气急的验方：我们可先将梨剜空，填满黑小豆后，以稻皮盛于小缸内，烧着稻皮将其煨熟，再将其捣成饼状，每天服用，效果良好。梨能够清热化痰，黑小豆可以润肺燥，两者相辅相成，对缓解病情有良好效果。

在儿童生病时，除了及时就医外，也可以使用食疗方来辅助治疗。比如宋代王怀隐的《太平圣惠方》的食疗方，就可以用：当小儿外感风热，出现昏愦躁闷、食欲不佳时，可以将3枚梨切块，加水1200mL煎煮，之后取汁1杯，去掉渣滓，再和60mL粳米一同煮成粥让小孩食用，可使病情得到缓解。

需要注意的是：梨不能和螃蟹一起吃，因为二者皆为冷利之品，同食易伤肠胃；梨性偏凉助湿，多吃会伤脾胃，故脾胃虚寒、畏冷食者应少吃；而且梨的糖分很高，糖尿病患者也不宜食用。

梨是"百果之宗"，因其鲜嫩多汁、酸甜适口，所以又有"天然矿泉水"之称，以梨为原材料的梨膏可以深入百姓家中桌上，梨汁也深受大众喜爱。这样鲜美多汁的梨，你还不快来尝尝吗？

▌二、青果

提起青果，大家一定会觉得这个果实名字很陌生，但说出它的别名，大家一定会恍然大悟，原来它一直存在于我们的生活中。青果，为橄榄科植物的成熟果实，又名橄榄。没错，制成蜜饯、果脯，就是我们日常生活经常吃的橄榄，可能平时我们从来没有想到，它居然也是药材。不如，就让我们了解了解，平时被我们忽略的它吧。

青果在我国作为药材使用的历史悠久，最早在《日华子本草》中就有记载，中医理论认为青果味甘、酸，性平。归肺、胃经。有清热解毒、利咽生津的功效，在我们感受风热，患上风热感冒，表现出咳嗽、咳黄痰、咽喉肿痛的时候，就可以使用青果来缓解症状，取青果5～9g，加入清水和适量冰糖，放入锅中煮20min，凉后便可以服用，有较好的止咳效果。如果有新鲜的青果，那么效果会更好，用量也可以增加到30～50g。

因为青果利咽，在许多咽喉不适的疾病如慢性咽炎、咽喉肿痛、声音沙哑等治疗中都可以用青果进行辅助治疗。准备青果6个、胖大海3

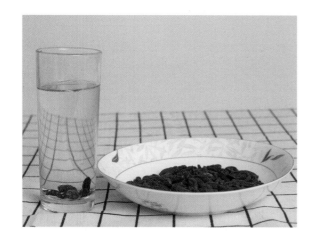

扫码

枚、绿茶6g、适量蜂蜜，先将青果放入适量清水中煮沸片刻制得青果水，再用青果水冲泡准备好的绿茶和胖大海，放凉后加入蜂蜜，徐徐服用，每日2～3次，能够改善咽喉不适症状。这个小验方使用了利咽的青果和胖大海，还有清热的绿茶和滋润的蜂蜜，能够起到滋阴清热利咽的功效，而咽喉不适，多是因为火热灼伤咽喉，损耗阴液，导致咽喉红、肿、热、痛、干。小方对症治疗，简单、方便又经济实惠，推荐大家可以多多尝试。

此外，青果和我们熟知的生姜、紫苏一样，具有解鱼蟹毒的功效，当我们过食生冷寒凉的鱼蟹导致腹痛、腹泻的时候，亦可以选择青果进行治疗。或是像生姜、紫苏一样，在烹饪鱼蟹的过程中加入，不仅解毒，还能够让菜肴风味更佳，也是一种很好的选择。

三、甘蔗

甘蔗多产于温带及热带，适宜生长于冬夏温差大的地方。甘蔗汁滋味甘甜主要用于制糖，日常多榨汁或煮水食用。甘蔗可以清热、生津、润燥。其对热病津伤，心烦口渴，大便燥结有着不错的疗效。同时甘蔗还可以解酒毒，但是要注意的是虽然甘蔗有解酒功能，但不能与白酒同食，同食易生痰。

清代著名的温病学家王孟英称甘蔗汁为天生复脉汤。民间也有"秋日甘蔗赛过参"的说法，可见甘蔗具有较高的药用价值。

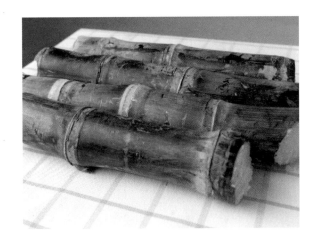

扫码

1. 清热生津润燥

　　甘蔗的营养价值很高，它的水分含量较高，占甘蔗的84%。甘蔗含糖量最为丰富，其中的蔗糖、葡萄糖及果糖，含量达12%。通过分析发现，甘蔗含有的矿物质元素非常多，对人体健康颇有裨益。中医认为，甘蔗入肺、胃二经，具有清热、生津、下气、润燥、补肺益胃效果。因此甘蔗还可以治疗热病引起的伤津口渴、心烦、反胃呕吐，以及肺燥引发的咳嗽气喘。

2. 下气

　　甘蔗不仅可以生津，还可以下气。明代的《景岳全书》中记录甘蔗汁与姜汁按2:1调配可以治疗反胃。生姜本就可以温中止呕，再加上可以下气的甘蔗汁，此方的治反胃效果可见一斑。

　　甘蔗的外皮颜色有多种，颜色不同，功效就有所差别。皮色青黄的甘蔗，清热之效佳，尤其擅长清肺热和肠胃热；皮色深紫近黑的甘蔗，俗称黑皮蔗，性质较温和，长于生津。另外，我们在挑选甘蔗时，最好选择粗细均匀的。甘蔗在储存时，尾部叶子不要削干净，让其包住甘蔗身，竖起放置，根部放在水中（浸到2～3节位置），存放于阴凉处即可。

　　甘蔗有许多食用方法，可以直接咀嚼食用，也可以榨成甘蔗汁。虽说甘蔗非常好，但食用甘蔗还需要适量，因为甘蔗糖分含量非常高，所以并不适合糖尿病患者食用，同时甘蔗也不宜长期食用，对牙齿来说是一种负担。适时适量食用才能给我们的身体提供最大的益处。

四、香蕉

　　在我国，香蕉有着非常长的栽培历史，汉代时就已有种植。香蕉属于浆果，没有种子，其形为长圆形，大多有三条明显的果棱；在成熟时果皮呈黄色，果肉甜滑，果香味浓，难怪有那么多人对其情有独钟了。香蕉作为大家最常吃的水果之一，不论是街边的小水果摊，还是各大超市都能看到它的身影，一年四季好像也从未中断过，这得益于现代的运输与冷藏技术。

1. 润肠通便

　　说起香蕉，也就不得不提它润肠通便的作用了，相信在致力于减肥或是一直与便秘作斗争的人，一定极为熟悉并且早已切身体验过了吧。现在的年轻人大多生活作息都不太规律，身体多处于亚健康状态，身上没有什么明显的疾病出现，但就是有部分人会出现习惯性便秘。香蕉对于减肥究竟有什么样的效果我们暂且不提，其润肠通便的效果还是不错的，清代赵晴初就在《存存斋

扫码

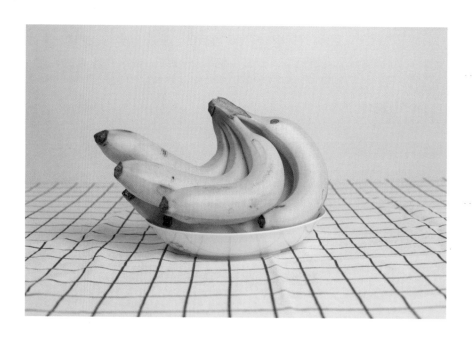

医话稿》中提到过食用香蕉治疗习惯性便秘的方法。

2. 清热解毒

便秘也可由火燥之邪损伤体内津液导致，肠道失润，大便干燥，进而导致体内毒素堆积，无法排出。毒素循足阳明胃经而上，足阳明胃经在面部环绕于唇周，因此这种由于上火便秘而起的痘，一般长在唇周以及下巴部位。

香蕉性寒，还具有清热解毒的功效，"热者寒之"这在《黄帝内经》中早已提到，故其能通便祛痘。香蕉味甘，归肺、脾两经，又肺与大肠相表里，脾与胃相表里，其能润肠自也可润肺，同时也可益胃生津，所以香蕉对肺燥咳嗽，甚至是热病烦渴也都会有一定的缓解作用。也正是因为其性寒，脾胃虚寒、便溏腹泻的人不宜食用。

如果你因便秘日久，脸上总是频繁冒痘，那吃一根香蕉对你来说可谓是一石二鸟，在调整好生活作息规律的情况下，服用香蕉会使你的习惯性便秘有所缓解，继而脸上的痘痘也会逐渐消失，达到美容的效果。

五、灯笼果

灯笼果是我国分布十分广泛的一种水果，因为地域的不同也被叫为菇娘、戈力、毛酸浆、洋菇娘、金菇娘等，以华北、东北地区产量最大，质量最佳。每年秋季灯笼果成熟的时候，金色的果实就如同一个个的灯笼。灯笼果口感酸甜，十分可口，是我国北方非常受欢迎的一种水果。那么，可口的它又有什么功效呢？让我们一起来了解一下。

灯笼果作为药始载于《神农本草经》，药材名称锦灯笼。中医认为它味苦，性寒。归肺经。有清热解毒、利咽化痰、利尿通淋的作用。因此，灯笼果对于肺经有痰热所致咳嗽咳黄痰、胸胁疼痛、发热、口渴等症状，以及下焦有湿热导致的小便难解、小便短赤涩痛等症状均有疗效。

灯笼果可以利咽解毒，尤擅化痰，因此对于

扫码

咽喉不适，且痰多难排的患者更加适用。可以取灯笼果5～10g、桔梗5g、冰糖适量，共同加水煎煮20min后服用。灯笼果善于利咽化痰，桔梗为肺经要药，可以清热、排痰，其性轻清，可以载药上行至咽喉，两者相配伍，清热、化痰、利咽并行，能够收获较好的疗效。在治疗下焦湿热、小便不利的较轻症状时，可以直接食用新鲜的灯笼果来清热利湿、通利小便。或者取灯笼果10g、灯心草少许、甘草3g，将清热利湿的灯笼果与利尿通淋的灯心草相配伍，甘草调和诸药性能，能够获得比直接食用灯笼果更加好的清热利尿作用。

另外，根据现代药理研究显示，灯笼果果汁对金黄色葡萄球菌、铜绿假单胞菌等有抑制作用。对一些外伤，也可以将灯笼果捣碎后敷于伤口，起到一定的抑菌作用。

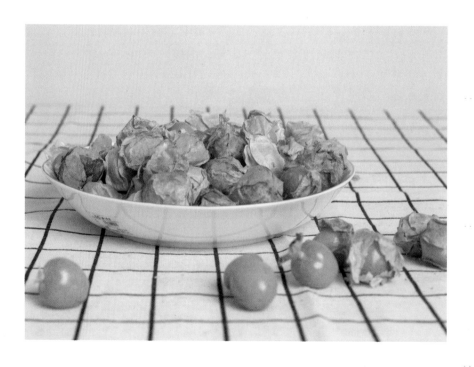

六、阳桃

阳桃，为酢浆草科植物阳桃的果实，也常被称为杨桃，五棱果，其皮色黄，呈五角星形。它皮肉脆软，味酸甜，在中国主要分布于福建、台湾、广东、海南、广西、云南等地。

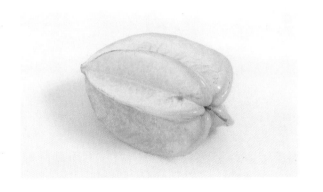

扫码

阳桃有很高的药用价值，尤其鲜果含糖丰富，包括蔗糖、果糖、葡萄糖，还有苹果酸、柠檬酸、草酸、多种维生素、微量脂肪及蛋白质等，对人体有助消化、滋养和保健作用。除肾病患者应忌口外，一般人群可以放心食用。那么阳桃具体有哪些功效呢？让我们一起来研究研究。

1. 清热、生津

阳桃除了色泽好，口味佳，不少名医大家对其也很感兴趣。明代名医李时珍在《本草纲目》中记载："主治风热，生津止渴。"也就是说，阳桃可以通过生津以解虚热烦渴，常用于治疗燥咳、咽痛、烦渴等。

阳桃具有清热、利尿、解毒的功效。另外，风热感冒患者也可以吃阳桃，其甘寒之性可对病情起到一定的食疗效果。

此外，清代名医赵学敏在《本草纲目拾遗》记载："脯之或白蜜渍之，持至北方，不服水土与疟者，皆可治。"如果因为去新的地方而出现水土不服，食用蜜渍后晾干或者用白蜜腌制的阳桃有不错的效果。

2. 利水、解毒

阳桃性偏寒，果汁丰富，酸甜可口，它能促进消化，通利小便。阳桃利水、解毒的功能可谓是从古用到今不少古代名医大家在他们的书籍里都记载了，《陆川本草》里记载："疏滞，解毒，凉血。治口烂，牙痛。"如果我们体内有火毒导致的牙痛、口烂，可以食用阳桃试试，说不定有不错的疗效！

七、枇杷

枇杷作为"果木中独备四时之气者"，在春天至初夏成熟，比其他水果都早。果实呈黄色的球形或长圆形，包裹的种子是褐色的球形或扁球形。枇杷适宜生长在温暖湿润的地方，广泛分布于中国各地，枇杷果味清甜略酸，生食、酿酒、蜜饯均宜。

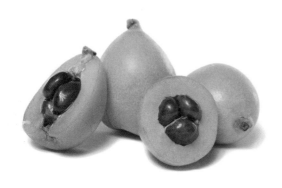

扫码

1.枇杷肉：润肺止咳

枇杷果肉柔软多汁，风味鲜美，可以润肺止咳。枇杷可以治热哮，热哮俗称痰火。多发于炎暑季节，表现为哮喘痰鸣、口渴心烦。在王孟英《鸡鸣录》中记载，用去核皮的甜熟大枇杷十斤与白糖霜二斤，同入砂罐内，密封，置静处一月，等到清澈如水，每次喝一杯，经常服用热哮就会痊愈。

2.枇杷叶：清肺降逆

枇杷浑身都是宝，最值得一提的是作为重要中药的枇杷叶，其可以清肺止咳、降逆止呕。据传，坎坷一生的清代文学家郑板桥到古稀之年，还住在茅舍里。有一次，他患了咳嗽，却不想服用汤药。于是就在自己的庭院里随手摘了十几片枇杷叶，抹去细毛，用泉水煮茶，连饮数日，咳嗽竟然痊愈。同时枇杷花可治伤风感冒，咳嗽痰血；枇杷仁通过特制可以化痰止咳、疏肝理气；枇杷制成枇杷膏可以清肺热、降胃气。

说了这么多关于枇杷的知识，枇杷该怎么选购呢？枇杷的品种很多，通常根据果肉色泽分为红肉类及白肉类，红肉类生长强健，产量高，果皮厚，耐储藏，适于制罐及加工；白肉类则果皮薄，肉质较细，更宜鲜食。我们还应挑选表面绒毛基本不受损，果皮颜色较深的，枝干颜色新鲜的，这种成熟度也较高，味美多汁，口感更甜。

八、柿子

柿子呈球形或扁球形，嫩时绿色，成熟后的柿子果肉柔软多汁，呈橙红色或大红色；另有脆柿品种，成熟后果肉脆硬甘甜，但较少作为食疗药材使用。柿饼是成熟的柿子经天然晒制后制成的，表面常有白色的析出物，称柿霜。

扫码

柿子营养丰富，且具有较高的经济价值，在我国被广泛应用于美容、保健及医药等领域。

1.清热润肺

柿子性寒味甘，具有清热、滋润作用，因此它是肺燥、肺热人群的食疗佳品。当风热、风燥袭肺，或肺热壅盛时，常会出现咳喘、咽干、口渴等症状，此时便可稍多食柿子，通过食疗的方法缓解症状，病情较轻的患者甚至可以痊愈。

关于肺热咯血，金元四大家之一的朱丹溪有一验方：取杏仁40个，加入适量蜂蜡炒黄后，再加入3g青黛一同研磨成粉，之后将药粉装入切开的柿饼中，小火煨熟后食用。方中杏仁可肃肺止咳，青黛可凉血解毒，再配以清热润肺的柿子，对于肺热壅盛而出现咯血的患者具有良好的疗效。

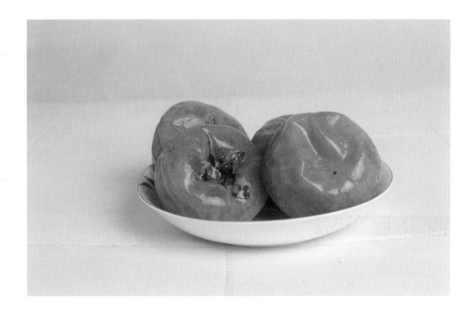

此外，唐代名医昝殷在《经效产宝》中记载：女性产后阴血耗伤，若出现咳嗽伴有心烦且症状较轻者，可用干柿子煮水饮用的方法进行食疗。

2. 生津益胃

清代吴仪洛的《本草从新》中记载柿子"生用甘冷"，能"清胃理焦烦"。由此可见柿子具有良好的生津益胃的功效，常可用于胃热伤阴引起的烦热、口渴、咯血、反胃等患者的辅助治疗。食疗时可每天食用鲜柿子2～4个，坚持食用对病情的改善会有所帮助。

《本草从新》中还记载："有人三世病反胃，至孙以柿干同饭常食，不饮水，愈。"有学者提出，文中记载的"反胃病"可能相当于现代医学所说的食管癌，这对现今食管癌患者的食疗亦有一定参考价值。

3. 涩肠止泻

明代李时珍在《本草纲目》中记载柿子"性涩而能收"，常可用于治疗脾虚泄泻。清代名医文晟在《慈幼便览》中记载，对于脾虚经常大便溏泄的小孩儿，可食用柿饼健脾涩肠，效果颇佳。

此外，古代医家亦有不少用柿子治疗肠风下血痔漏的记载。

食用柿子时应当注意的是：柿子性寒，因此风寒咳嗽、胃寒反胃、虚寒下痢等寒性病证的患者不宜食用；另外，空腹食用柿子易产生胃柿石而引发消化道疾病，因此柿子不宜空腹食用。

九、橙子

橙子是芸香科柑橘属植物橙树的果实，主要有甜橙、脐橙、冰糖橙、血橙等品种；其果肉饱满，汁液滋味甘甜微酸，果皮呈亮橙色，皮薄但较难剥离。现在橙子大多生食，盐腌、蜜制的都已比较少见，更别说是制成饼了，许是现在橙子经过栽培筛选后甜度适宜，人们喜爱这份口感，也就不需要再做其他加工了。

1. 橙子肉：清热利咽

橙子不仅口味美，其功效还好。橙子肉味酸性凉，凉以清热，酸以收敛，又因其归入肺经，喉为肺之门户，所以适量食用对咽喉热痛、声嘶等症状有很好的缓解作用。人们爱吃橙子肉，好吃是一方面，另一方面也许

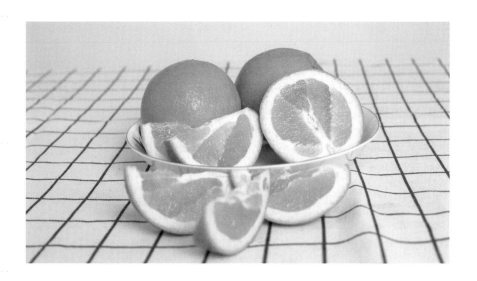

是作息饮食不规律不健康，咽喉不适，所以也就每天吃那么两三个橙子保健一下，这也是好的。每日也可榨取适量橙汁顿服，定要缓缓咽下。

扫码

　　橙子肉也作用于肝、胃两经，有宽胸利气、降逆止呕的功效。因此其对于胸闷、腹胀或是恶心欲吐的患者有较好的治疗作用。不仅如此，橙子肉还可降气和中，用以通便；再就是橙子肉中含有多种成分，都对酒精有很好的分解作用，可以迅速醒酒。

2. 橙子核：理气止痛

　　橙子肉味酸性凉，但橙子核为味苦性微温，且归膀胱经、肾经，因此两者在功用上也是有所区别的。橙子核的功用主要在于理气止痛，又因其归肾经，腰为肾之府，故其可治闪挫腰痛，清代吟凤阁主人在《救急丹方》中就记载过用橙子核3g炒，研成粉末，以酒送服来治疗这种病症。

　　再就是清代的一本书《济世神验良方》，书中记载一种胁下疼痛也是用橙子核治疗的。书中言道："用橙子核3g，炒干为细末，以白酒调服。"胁下疼痛多为肝气郁结所致，不通则痛，正对其理气止痛之功效。

十、苹果

俗话说得好，一天一个苹果，医生远离我。本篇的主人公是苹果，它有数以百计的品种，按用途大致可分为酒用苹果、烹调苹果、鲜食苹果三大品种，它们的外观、口感等大致类似，但有细微的不同。我国目前苹果的优质品种主要有：陕西洛川富士、陕西延川富士；甘肃天水花牛苹果、山东红星、山西万荣等。

苹果的"苹"字与平安的"平"字同音，因此在中国苹果又有平安果的美称，人们常在平安夜互相赠送苹果以表达美好的祝福。苹果一身都是宝，不同的部位有不同的作用和价值，让我们一起来研究研究吧！

1. 苹果肉：生津、延年

中国人对苹果的研究从古至今，早在《滇南本草》中即有记载："苹果，一名超凡子，又名

扫码

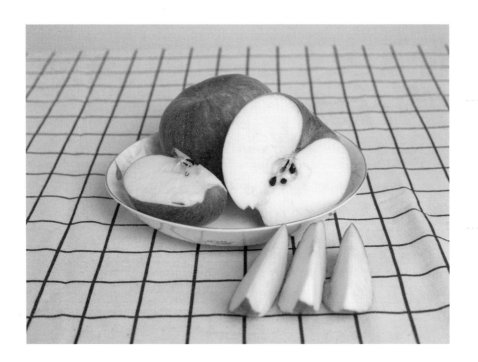

天然子，又名玉容丹。味甘、香，食之生津，久服轻身延年，黑发。通五脏六腑，走十二经络。调营卫而通神明，解瘟疫而止寒热。采叶敷脐上治阴证。又治产后血迷，经水不调，蒸热发烧，服之神效。"食用它有利于生津，长时间食用可以延年益寿，黑发。

2. 苹果皮：降逆和胃

苹果皮味甘，甘能调理中焦脾胃，常用来治疗反胃。《滇南本草》中记载它可以"治反胃吐痰"。也就是说，如果胃气上逆导致反胃，这个时候可以尝试食用一些苹果皮，说不定有不错的疗效。

那么，应如何使用苹果皮呢？苹果皮内服，可以煎汤，也可以用沸腾的水泡服，用量一般为 15 ~ 30g。

3. 苹果叶：凉血解毒

苹果叶有凉血解毒的功效，可以用来治疗月经不调、发热、热毒疮、烫伤。也就是说，如果女生们因血热导致月经量过多时，可以用苹果叶辅助治疗，说不定有不错的疗效。

苹果叶一般采取煎汤内服，用量为 30 ~ 60g。也可用适量鲜叶贴敷，治疗热毒皮肤病、烫伤等。

十一、盐麸子

提及水果的滋味，恐怕大家想到的大多是"酸""甜"这类的字眼吧？那么有没有哪种水果的滋味是咸的呢？诶！还真有！这便是本次要为大家介绍的水果——盐麸子。

盐麸子是漆树科植物盐肤木的果实，是水果中少有的咸味之品，它对各类环境的适应力均较强，在我国除新疆、青海外的地方均有分布。盐麸子果实脆香，且具有独特的咸酸滋味，在过去经济条件尚不发达时，贫困的百姓常以盐麸子代替盐来食用。

大家或许会好奇：滋味如此独特的盐麸子会有怎样的食疗价值呢？

1. 咸能软而润

盐麸子味咸且性寒，具有软坚散结、降火化痰、生津润肺等效用，常用于治疗痰嗽、喉中热结等疾病。

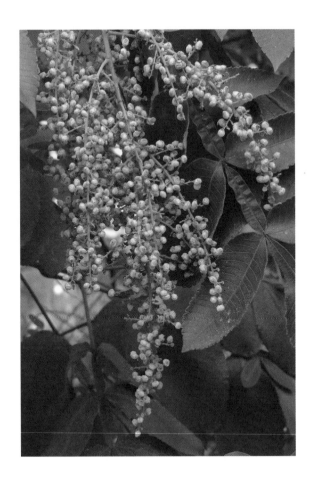

扫码

　　北宋王怀隐等编写的《太平圣惠方》中有关于盐麸子治疗喉痹的记载：将盐麸子捣烂，拌入红糖后揉成像半个大枣那么大的药丸，放入口中含服。这个方法对缓解咽部的红肿、灼热、疼痛、干燥等症状具有良好的效果。

2. 酸能收而涩

　　除咸味外，盐麸子还具备酸味，可以入肺经以生津润肺、收敛肺气，还可入大肠经以涩肠止痢，对于津伤口渴、肺燥久咳、血热下痢等患者，盐麸子都是十分对证的食疗佳品。

　　现今临床常用盐麸子治疗痰嗽、喉痹等病症，是肺系疾病常用药，还可以煎汤外洗治疗一些皮肤病症。最后，让我们用李时珍《本草纲目》中对盐麸子的阐述作为本内容的小结吧："盐麸子气寒味酸而咸，阴中之阴也。咸能软而润，故降火化痰消毒；酸能收而涩，故生津润肺止痢。"盐麸子虽小，作用却不少呢！

十二、柚子

公元前3～4世纪，柚子在我国长江一带就已有种植，并在当时被选为贡品。柚子果肉多汁酸甜，为大多数人喜爱，其果皮、叶等也是难得之宝。

一些地方的人们就有用柚子叶烧水洗澡的习惯，一是柚为"佑"，佑护人们平安好运；二是柚子叶有解毒、消肿消炎的功效，可改善身体状况。柚子果皮较厚，为海绵质，如若我们抛开体量上的大小厚薄不谈，其结构形态还是与橘皮有诸多相似之处的。橘皮通过一系列的炮制之后就是我们所熟悉的陈皮了，陈皮具有理气健脾、燥湿化痰之功，而与橘皮如此相像的柚子果皮，在功效上也是极为相近。

1.果皮：宽中理气，化痰止咳

现代人工作压力大，生活上也常有不顺心之时，相信有很多人会因为工作或生活上的原因而自觉胸中气闷、不思饮食等，这时买一个柚子，或许是一个不错的选择。先不论柚子果皮有宽中理气的功用，就手剥柚子皮这事都可以发泄一下心中郁结之气，毕竟"堵"不如"疏"嘛。气郁也是生活中的常见病证，中医的气郁即气机郁而

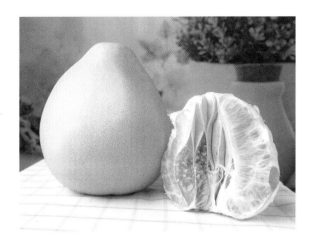

扫码

不畅，主要由于情志不调，或痰、湿积聚，而致气机不通，脏腑或经络功能障碍。故治疗气郁当以理气、舒气为主。当我们感觉腹中胀满，好像有气停滞，胃中或伴有轻微痛楚时，用柚子果皮煮水温饮，或有不错的治疗效果。

再有腹部长时间的感觉不舒适，食欲不振，而导致肺气虚损，病程较长的痰嗽。清代名医陶东亭就用柚子果皮治疗，据《惠直堂经验方》载：用大萝卜一个，去皮切作四块，不可切到底，下面留蒂，用砂锅煮熟捻碎，和白糖捣烂，空腹服。隔二三日，用柚子一大个，先切一盖，去瓤留壳，鸡一只，去掉四足、毛、血、肝、肠等，装入柚子内，以柚顶盖之。外用泥裹，白炭火煮熟，鸡蘸秋石（一种药物的名称，属钙化合物类）粉吃。陶东亭言，服用此方"久年病重者，不过二三服，无不立效。"

2. 果肉：健脾消食，化痰醒酒

脾胃不好的人大多为脾失健运。脾失健运，运化不利易导致食欲不振、饮食积滞。柚子果肉正可健脾化痰。对醉酒之人，柚子也有很好的醒酒效果。

十三、荸荠

荸荠作为中国特色的食品之一，在我国温暖地区均有栽培，比如台湾、江苏、广东、海南等地。因其紫黑，且外貌大多酷似马蹄，所以也有"马蹄"的外号。又因其肉质洁白，味甜多汁，有"地下雪梨"之美誉。

1. 清肺化痰，生津止渴

名医王孟英便在《随息居饮食谱》中记载荸荠可以"甘寒清热"，加之荸荠有着"地下雪梨"

扫码

花果掘秘之旅——
解读花果的中医妙用

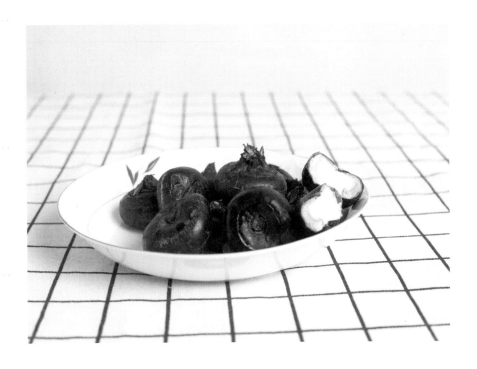

的称号，那它的清肺化痰、生津止渴功效应是不亚于梨。给大家介绍一款荸荠雪梨汤：取荸荠30g，雪梨100g，冰糖数块。把荸荠洗净后去皮切块，雪梨洗净带皮切块，然后一起放入锅里，加入冰糖，盖上盖子，大火煮沸，小火煮15min即可。荸荠雪梨汤的味道是非常不错的，还可以清肺热，可用以治疗和预防咳嗽，因为荸荠和雪梨都是汁多润肺的食物，二者在一起能起到相辅相成的作用。

2. 利肠通便

荸荠含有粗蛋白、淀粉，能促进肠胃蠕动，外加性偏寒。适合于热邪引起的食积和大便干燥等疾病。同样也适合于有食欲不振、消化不良等症状的患者食用。比如马蹄银耳汤，需要荸荠数个，银耳1大朵，枸杞子一小把，水750g，冰糖适量，盐3g。先把荸荠去皮洗净，切成薄片，放清水中浸泡半个小时，取出控干水分备用。然后将银耳用温水泡开，洗去杂质，用手撕成小块；枸杞子则是用清水泡软，洗净待用。最后汤锅置火上，放入水、银耳、冰糖煮约30min，加上荸荠片、枸杞子和盐，再用小火煮10min，撇去浮沫，出锅倒在碗中就可以喝了。

需要注意的是，荸荠是比较难消化的食材，大量食用会造成腹胀的问题，所以对于消化力比较弱的小孩和老人，要注意控制食用量。

十四、甜瓜

　　甜瓜，又称香瓜，是世界十大水果之一。早在《本草纲目》里便有："甜瓜，北土中州种莳甚多。二、三月种下，延蔓而生，叶大数寸，五、六月花开黄色，六、七月瓜熟。"甜瓜为葫芦科攀援或匍匐草本植物，具有遗传多态性，其果实的形状、大小、果皮与果肉的颜色等各方面都具有各种各样的变异类型。甜瓜的分类方法很多，我国按常用的农业生物学分类法，将其分为厚皮甜瓜和薄皮甜瓜两大系统。我国甜瓜栽培历史悠久，据考证至少在3000年以前便有种植食用。甜瓜如此多能，那我们一块来学习学习如何利用它吧。

1. 甜瓜肉：清热解渴，通利小便

　　早在古代，名医大家们就对甜瓜有所研究，《食疗本草》里有这样的记载："止渴，益气，除烦热，利小便，通三焦壅塞气。"可见甜瓜有清暑热、解烦渴、利小便的功效，常用来治疗暑热烦渴、小便不利以及暑热下痢腹痛等病证。

扫码

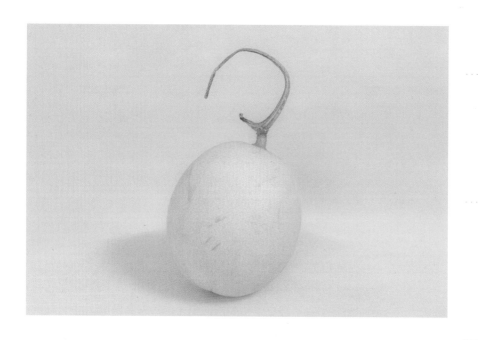

在夏天天气炎热时，我们出去户外运动很容易大汗淋漓、口渴，甜瓜性寒可以清暑热，这时候食用一些甜瓜就非常适宜了。甜瓜一般用于内服，可以是直接生食，亦可煎汤饮用，但是一定要注意适量，因为甜瓜性味甘寒，凡脾胃虚寒、腹胀、腹泻便溏者食用之后身体很有可能会出现不良反应。

2. 甜瓜子：散结消瘀，清肺润肠

甜瓜除了自身多能，它的种子甜瓜子也有很多用途。甜瓜子可以散结、消瘀、清肺、润肠，常用来治腹内结聚、肠痈、咳嗽、口渴等。《名医别录》里也记载：甜瓜"主腹内结聚，破溃脓血，最为肠、胃、脾内壅要药。"在妇女热迫血行导致月经量过多时，可以用性寒的甜瓜子治疗。

十五、西瓜

西瓜，又名寒瓜、天生白虎汤，其果多椭圆形，成熟时果皮绿色，果肉味道甜。西瓜以其甘甜可口、汁水丰富而受广大民众喜爱。白虎汤作为一个常用的方剂，具有清气分热、清热生津之功效。而西瓜也具有清热生津、除烦止渴的作用，功效虽不及原本的白虎汤，但其效果亦不容小觑，所以明代汪颖在《食物本草》中称其为"天生白虎汤"。

作为国人夏季最喜欢的水果之一，西瓜的食用历史悠久，它可谓是国人夏季清热消暑之圣品，而且西瓜种类繁多，有早春红玉、黑美人、花皮西瓜、蜜宝、乐宝等多个品种，近年来因种植技术进步，又有无籽西瓜、方形西瓜等新品种，着实引起了一番关注热度。

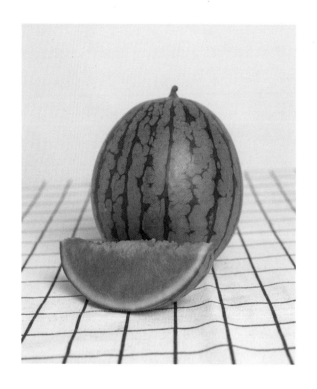

扫码

1. 解暑生津

西瓜果肉甜美，尤以沙瓤为甚。夏天天气湿热，人们常常没有胃口吃不下饭，来上一口西瓜可以消解吃不下饭的烦躁感，除去人体的湿腻之感，增进食欲。西瓜多汁，非常好吸收，因此能够快速补充人体在高温下丢失的水分。西瓜的解暑生津使它成为夏日消暑佳品。

2. 清热除烦

元代朱丹溪在《金匮钩玄》中记载用西瓜浆水，慢慢饮之，以此来治疗口疮。这是由于西瓜味甘性寒，归胃经，有清泻胃火之功。

西瓜除果肉甜美，效果不错外，其果皮也有清热解暑、泄热除烦的作用。我想大家一定知道一种治疗口腔溃疡非常有效的药——西瓜霜，它是由成熟西瓜果实与芒硝经加工而成的白色结晶粉末。西瓜皮治疗咽喉肿痛、口舌生疮的效果还是不错的。

西瓜皮不仅能治口腔红肿，还能治疗身上的红肿——痱子。幼儿皮肤娇嫩，很多药膏不适宜儿童使用，但是西瓜皮作为自然的礼物，对治疗痱子几乎没有什么副作用，只需将瓜皮的白色部分切下，轻轻在痱子上涂抹即可，不仅可以缓解痒痛还能消除痱子。

十六、桑葚

桑葚果实小小，味甜多汁，是人们常食的水果之一。因其多种功效，早在两千多年前就已是古时皇帝御用的补品。现如今，桑葚面向大众，只要想吃，就能买到。也许小时候有过这样的回忆，闲来无事邀上三五邻里好友，带着家里的小竹篓，去山上寻觅那挂着青的、红的、紫的果实的桑树，馋了就边摘边吃，吃得满脸、满嘴、满手的紫红，回家的路上和同伴互相取笑对方像个小花猫……

扫码

1. 聪耳明目

桑葚，多去杂质后晒干食用，也可泡酒服用。唐朝孟诜的《食疗本草》就有提及，"桑椹酒：补五脏，明耳目。"《本草纲目》中也提到桑椹"令人聪明"，是指耳聪目明。桑葚亦被称为"民间圣果"。

说到明目，另一味明目佳果就不得不提——枸杞子，这两味都归肝、肾经，功效都有滋补肝肾、益精明目，肯定就会有人疑惑，这两者之间的区别又在哪里呢？它们之间的区别就在于，枸杞子性平，因其味甘稍有滋腻，容易阻碍脾胃的运化，脾胃虚弱或者脾胃虚寒的人群不宜服用；桑椹性寒，但寒性并不强，脾胃虚寒不是太严重者也可以少量服用。

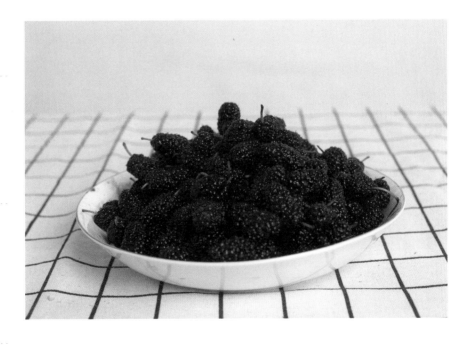

2. 滋阴补血

"桑椹，滋肝肾，充血液，止消渴，利关节，解酒毒，祛风湿，聪耳明目，安魂镇魄……久久服之，须发不白。以小满前熟透、色黑而味纯甘者良。"清朝名医王孟英的《随息居饮食谱》如是说道。由此可见，桑葚作为一味水果，对于多种疾病有很好的辅助治疗效果。《随息居饮食谱》中有一个小方：熟桑椹用布滤取汁，瓷器熬成膏收之，每天一匙，用白开水或香郁的纯正的美酒调服。年长者服之，可长精神，健步履，息虚风，清虚火。老年人年老体弱肾气亏虚，桑椹益肾脏而固精，久服可黑发明目。冬天里手脚长时间冰凉的女生，可以将桑椹和性温的食物一起熬汤或者泡水饮用，效果更佳。

十七、橘子

橘是芸香科柑橘属的一种水果，其外皮肥厚，内有瓤和瓣，由汁泡和种子构成，果肉酸甜多汁。传统橘子一般秋天成熟，部分品种可冬春成熟。世界有135个国家生产橘子，年产量与种植面积为百果之首。巴西橘子年产量第一，美国次之，中国位居第三。

在外面买水果时，看到有写"橘子"的，但也有写"柑"的，这或许就有人感到疑惑了，到底哪个是正确的呢？李时珍在《本草纲目》中言明："橘实小，其瓣味微醋（即酸），其皮薄而红，味辛而苦；柑大于橘，其瓣味甘，其皮稍厚而黄，叶辛而甘。"柑和橘虽有区别，但现在一般都混用。

1. 橘肉

橘子有开胃理气、化痰止咳、生津润肺的功效。橘子能达到润肠通便的效果。

此外现代营养学发现，橘子还有美容养颜的作用：橘子有很强的抗氧化能力，能增强皮肤弹性，抗衰老，维持皮肤的水嫩，同时还能抑制黑色素在皮肤中沉积，起到祛斑的效果。

扫码

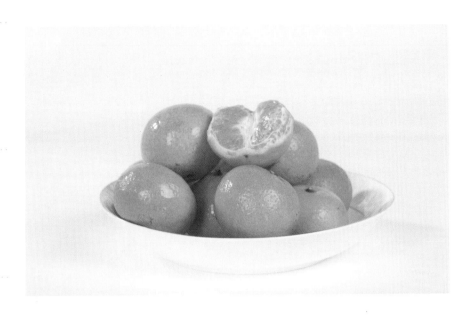

在潮州，当地人把橘子叫大桔，因其谐音为"大吉"，所以到亲戚家拜年时都要带上大桔，亲戚也会拿大桔与其交换，以此来表示各得吉祥。无独有偶，在广东的海陆丰，小辈拜年时，长辈就会给小辈拿红包或是直接拿橘子给小辈，讨个吉祥。所以在过年过节不知道送什么的时候，不如就带上一篮橘子。

2. 陈皮

陈皮是橘子皮经除去杂质、喷淋水、润透、切丝、阴干等一系列的炮制后所得；其外红内白，粗糙，质地硬脆，气香味辛、苦。

随着中医越来越深入人心，中药代茶饮逐渐走入人们的生活中。从最初简单的红、绿茶，到保温杯中的枸杞子，直至现在的各种能泡的中药连番上阵。陈皮性温无毒，更是具有理气健脾、燥湿化痰的功效，必是不能幸免于"难"。

饮食不规律，恣食肥甘厚腻或好冷饮冷食，相信有很大一部分人有这样的不良饮食习惯，中医理论中，脾为太阴湿土之脏，喜燥恶湿，脾虚不运则最易生湿，而湿邪过盛又最易困脾，所以这容易导致脾胃受损，脾失健运，从而可能会引起脾胃气虚气滞，聚湿成痰，产生胸脘胀满、食少吐泻、咳嗽痰多等症状。明代医家龚廷贤在《种杏仙方》记载用陈皮9g、生姜18g水煎，热服，治疗胃寒呕吐不止。其中陈皮理气健脾，生姜温中止呕。

再来介绍一个龚廷贤记载于《种杏仙方》中的方子：6g陈皮，9g栀子与5g炒青竹茹用水煎，再加入姜汁，让患者温服。陈皮虽是性温，但与其他药物配伍得当，亦可治胃中素热、恶心、呕哕。

十八、猕猴桃

被誉为"水果之王"的猕猴桃酸甜可口，营养丰富，是老年人、儿童、体弱多病者的滋补果品。猕猴桃又叫藤梨，原产于中国，早在先秦时期的《诗经》中就有猕猴桃的记载："隰有苌楚（猕猴桃的古名），猗傩其枝。"李时珍在《本草纲目》中也描绘了猕猴桃的形色："其形如梨，其色如桃，而猕猴喜食，故有诸名。"因猕猴喜食，故名猕猴桃，亦有说法是因为果皮覆毛，貌似猕猴而得名。

猕猴桃肉肥多汁，鲜香可口，营养价值极高，素有"果中之王"的美誉，对保持人体健康有着重要的辅助作用。猕猴桃有清热生津、健脾止泻、止渴利尿的功效。唐朝名医孟诜的《食疗本草》中亦提及一方：猕猴桃洗净去皮，和蜂蜜共煎，适量服用可去烦除热，生津止渴。但因其性寒，久食易伤脾胃，故脾胃虚寒者不宜多食。

现如今，社交活动形式琳琅满目，火锅、烧烤更是成为越来越多人的日常饮食。夏天，三五好友相约小店，喝着啤酒，吃着小串，聊聊近况；冬天，姐妹兄弟聚在热气腾腾的火锅旁，肉

扫码

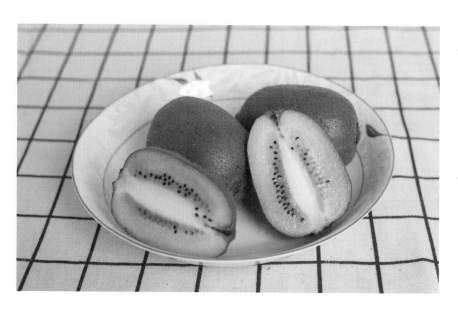

类蔬菜在锅中翻滚，互相寒暄。这种热闹的氛围拉近了人们因许久未见而产生的距离，就如同它的氛围一样，火锅烧烤的后遗症就是，内火旺盛，烦躁。猕猴桃则具有清热利水、生津润燥等功效，可将其去皮后和蜂蜜煎汤服用，用以调中理气、生津润燥、解热除烦。猕猴桃解除了这一后顾之忧，大家在与好友相聚吃火锅、烧烤过后半小时，可别忘了这位"果中之王"呀！

十九、杧果

　　介绍本篇主人公之前先给大家出个脑筋急转弯，请问：视力最差的水果是谁？相信部分读者已经猜到了，它就是杧（盲）果。杧果，又名檬果、漭果、闷果、蜜望、望果、庵波罗果，最早产于印度及马来西亚，相传，最早的杧果"粉丝"是唐朝高僧玄奘法师，据《大唐西域记》中记载："庵波罗果（杧果），见珍于世"。由此可见玄奘法师对杧果的喜爱。

扫码

　　如今，杧果在世界各地大规模种植，已经成为家喻户晓的美食，更有人将其称为"热带水果之王"。那么，杧果究竟有怎样的功效和营

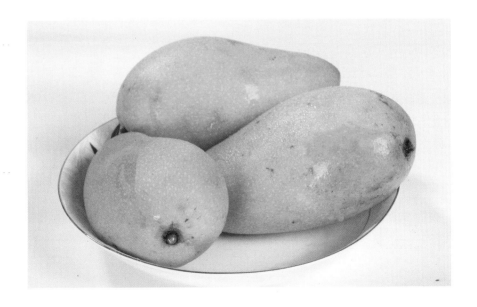

养价值，让它受到了大众的青睐，让我们来一同探究吧！

1.益胃生津

杧果性微寒，味甘、酸，归胃、脾、肺、膀胱、肾经。虽然是热带水果，但是杧果性微寒，具有一定的清热作用，尤其是对于胃热。由于胃热引起的口渴咽干，食用杧果会有一定的疗效。对于咽干咳嗽，我们可以取杧果50g、茶叶5g、白糖若干，杧果去核，同茶叶煮沸，加入少许白糖代茶饮。同时杧果也可治疗厌食，对于小儿和孕妇食欲不振，可适量食用杧果来增进食欲。

2.止晕止呕

杧果另外一个很好的作用就是止呕止晕，《本草纲目拾遗》有云："船晕，北人谓之苦船，此症多呕吐不食，登岸则已，胃弱人多有之。蜜望果（杧果）甘酸，能益胃气，故能止呕晕。"由此可知，早在古代，人们就用杧果来治疗晕船导致的呕吐，所以晕车、晕船、晕机的人可以随身携带些杧果，在晕眩不适之时适量食用。

杧果也是少数富含蛋白质的水果，而且富含多种维生素、无机盐，营养丰富，不愧是"热带水果之王"。但是杧果中也含有刺激性物质，一些特殊人群对其过敏，食用会出现口唇肿胀、皮肤瘙痒、皮肤出现皮疹等症状。杧果虽然美味，但过敏人群还是不食用为好。

❸ 二十、无花果

无花果，又称蜜果、文仙果，是世界上最古老的栽培果树之一。早在汉朝时期，无花果就传入我国，因其无花又结有果实，称无花果。其实无花果并非无花，无花果的花生长在果实内壁，并不容易看到。到了元明时期，无花果已经在我国广泛种植，在新疆南部尤其多。无花果生命力顽强，产量高，在古代甚至在荒年用它来救荒。在我国常年的种植中，无花果品种得到了很好的改良，除了用来食用外，人们也逐渐发掘出无花果优秀的药用价值。

1.润肠通便

无花果味甘，性凉，归肺、胃、大肠经。无花果润肠通便效果极佳，尤其适用于肠热便秘，对于消化不良、痢疾、腹泻、痔也有一定作用，无

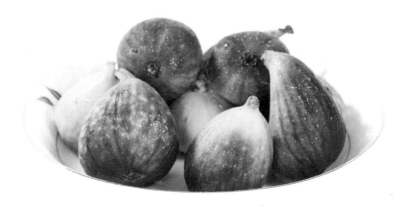

花果可以用白糖腌制放冰箱保存，肠胃不适时可适当服用。

扫码

　　无花果叶治疗痔有很好的效果，在多本古籍中均有记载，如著名医籍《丹溪心法》中就记载了用无花果叶治疗痔的方法，用无花果叶煮水，熏洗患处，起到止痛的效果。

2. 润肺止咳

　　无花果也可用于治疗咳喘、咽喉肿痛，适用于阴虚咳嗽。冬季气候寒冷干燥，体虚之人容易出现咽喉干燥的症状，这时可用适量无花果干，加入冰糖泡水代茶饮，可以有效缓解该症状。但是由于无花果性凉，脾胃虚寒的人要谨慎食用。

　　无花果味道鲜美，营养丰富，含有多种人体所需微量元素和维生素，还有抗肿瘤、镇痛、增强免疫力、降血压等作用，在国内外十分受欢迎。市面上可见大量加工制作的无花果干、果脯、果汁，无花果树也是公园、庭院常用树种，如此优秀的水果，不愧为果届精英。

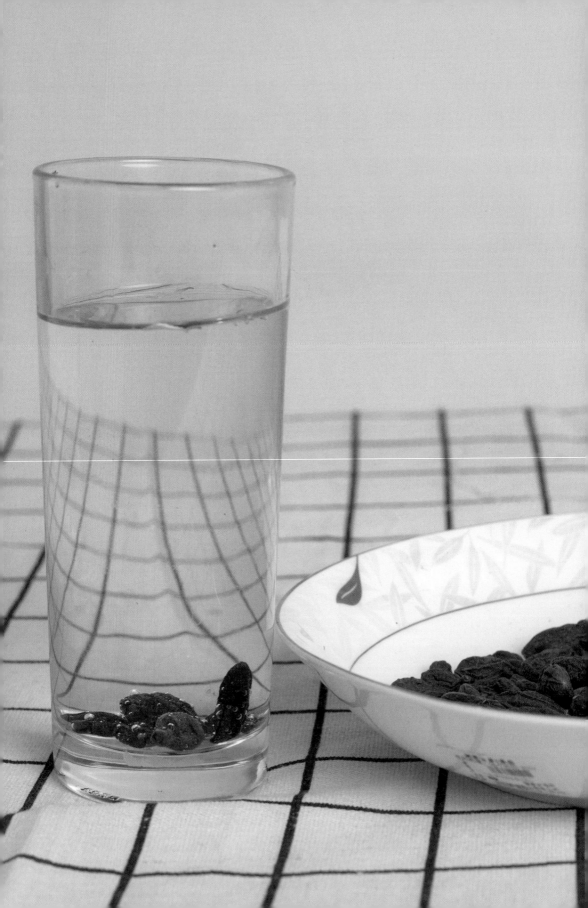

花

第五章

●

第一节
平性类花

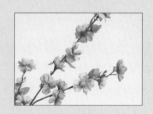 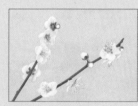 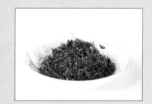

第二节
温热类花

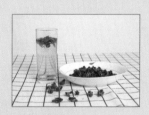 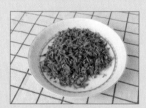 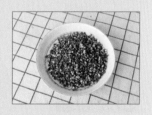

第三节
寒凉类花

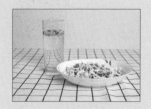 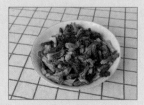 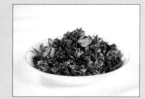

第一节
平性类花

一、桃花

桃花有白、粉红、红等色，性喜阳光，多在春季开花时采摘，晒干。桃花原产于我国中部及北部地区，现已在世界温带国家及地区广泛种植，其繁殖以嫁接为主。桃花味道清香怡人，现常制成桃花糕、桃花丸、桃花茶等食品，广受百姓欢迎。

"桃之夭夭，灼灼其华"。如果说桃花鲜艳柔嫩的外表常让人联想到姣美温婉的少女的话，那它的效用却无疑更像是一位勇汉。据《本草备要》记载，桃花可以"下宿水，除痰饮，消积聚，利二便，疗风狂"。

1. 泻下通便

关于桃花的泻下通便，药王孙思邈的《备急千金要方》中记载了一个非常简便的治疗便秘的方法：取桃花1g，直接用水冲服便可。

如果是便秘较严重，且伴有腹部胀痛不舒的患者，可选用北宋《太平圣惠方》中的方法：取鲜毛桃花30g，和适量面粉，将毛桃花作为馅包入面皮中，做成馄饨，在空腹时煮熟食用，能起到很好的泻下作用。

2. 美容养颜

桃花外用还具有美容养颜的效用。现代研究表明，桃花中含有山奈酚、香豆精及多种维生素等物质，可促进皮肤的新陈代谢，增强肌肤的抗病能力。

早在汉代成书的《神农本草经》便已有桃花可"令人好色"的认识。明代名医王肯堂在《杂病证

扫码

花果掘秘之旅——
解读花果的中医妙用

治准绳》中记载了一首治疗面部痤疮的外用小方法：可取适量阴干的桃花、杏花，再加上当归，研成细末，和水洁面。桃花、杏花美容养颜，再配以养血活血的当归，治疗面部痤疮具有良好的效果。

值得一提的是，古代医家典籍中记载了一些用桃花内服以美容、瘦身的方子，但桃花具有很强的攻决作用，《本草从新》记载，桃花"以攻决为用，但可施于气实有余之证"。若仅仅为了美容瘦身而过多食用桃花，极易对人体造成损伤，有害而无益，所以笔者并不推荐。另外，桃花泻下、破血之力较强，因此婴幼儿、孕妇及年老体虚者也应忌服。

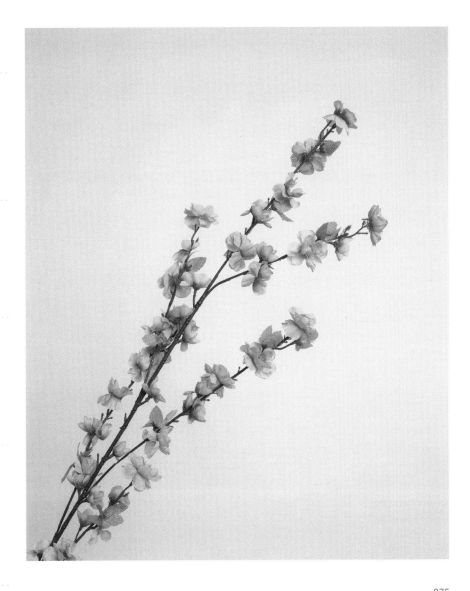

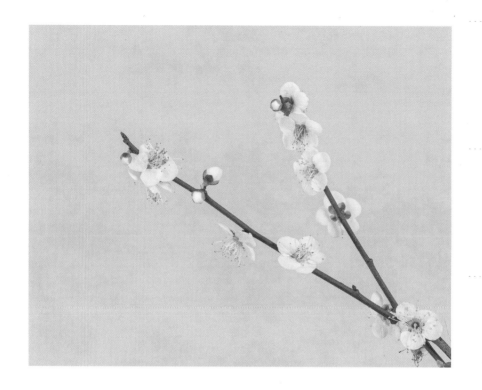

二、梅花

梅已有三千多年的栽培历史，它与兰、竹、菊一起被称为四君子，与松、竹并称为"岁寒三友"。它迎寒而开，美丽绝俗，傲霜斗雪，是坚韧不拔人格的象征。民间认为：梅开五瓣，象征着快乐、幸福、长寿、顺利与和平五种福分，再加上它作为传春报喜和吉庆的象征，因而从古至今一直被我们中国人视为吉祥之物。人们认为，它代表着好运与幸福。而它作为中药来说，鲜花可提取香精，花、叶、根和种仁均可入药。果实可食、盐渍或干制，或熏制成乌梅入药。下面让我们一起来更深入地了解一下它吧。

扫码

1. 疏肝解郁

温病四大家之一的清代名医王孟英在《随息居饮食谱》中记载，梅花"入药疏肝解郁"，可见梅花有着良好的疏肝理气、解郁散结功效，可以用于气郁心烦、肝郁胃痛等疾病的辅助治疗。

2. 化痰散结

梅花可以化痰散结，临床常用于治疗瘰疬疮毒。而且梅花还具有解毒的功效，可以外用，将梅花鲜品敷于皮肤表面，来治疗热毒引起的皮肤疾病。

梅花如此多能，那么它是如何采集和使用的呢？梅花为蔷薇科植物梅的花蕾。初春时采集含苞待放的花蕾，及时晒干。雨天可用炭火烘干。梅花既可以内服，又可以外用，但须记住，不是用量越多越好，2～6g就可以！还有，孕妇忌服！

三、合欢花

合欢花，又称夜合、乌绒，广泛分布于我国东北至华南以及西南地区。合欢花有夫妻恩爱，幸福美满的寓意，常用来表达忠贞不渝的爱情。除此之外，合欢花还代表家庭和睦，所以很多人喜欢在家里栽培合欢花，希望家庭生活幸福美好。合欢不仅有美好的寓意，还有很高的药用价值。

1. 解郁安神

合欢花对治疗情绪忧郁、心烦气闷、失眠多梦有良效。早在《神农本草经》就有记载，合欢花"主安五脏，利心志，令人欢乐无忧。久服轻身明目得所欲。"合欢花归心、肝经，可疏肝解郁、清心除烦，对于治疗女性更年期综合征、神经官能症均有很好的疗效。《医醇賸义》载录解郁合欢汤，组方：合欢花6g、郁金6g、沉香1.5g、当归6g、白芍3g、丹参6g、柏子仁6g、

扫码

栀子4.5g、柴胡3g、薄荷3g、茯神6g、大枣5枚、橘饼12g。适用于治疗心烦意乱、身热而躁、虚烦不安、健忘失眠等症。

为加强疗效，合欢花常与首乌藤（夜交藤）配对使用，药效互补，这两味药物的配伍使用还有助于增强安神解郁效果。对于失眠心烦特别明显者，还可加入酸枣仁、柏子仁等养心安神之品，效果更佳，但外感失眠者勿用。

2. 活血消肿

合欢花还具有一定的活血消肿功效，但是相比合欢皮，效果稍弱，常用于治疗跌打骨折及痈肿、内痈等证。

另外，合欢花还能促进人体新陈代谢，使体内毒素排出，从而减少面部色斑，达到美容颜养的效果。夏季天气炎热，阴虚火旺之人易出现中暑症状，应用合欢花还能清热解暑。可见，合欢花不仅寓意美好，而且浑身是宝，尤其是女性可在家备些合欢花茶，适当饮用可清心除烦，一身轻松。

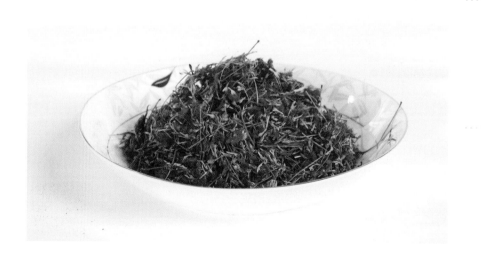

第二节
温热类花

一、辛夷

辛夷又名木兰、紫玉兰等，是我国特有的植物，它的入药部位是木兰科植物望春花、玉兰或武当玉兰的干燥花蕾，具有发散风寒、通利鼻窍的作用。

扫码

1. 发散风寒

辛夷味辛，辛味能散、能通，且辛夷性温，故而它可发散风寒、且具有良好的通利鼻窍的作用，对于外感风寒，症见恶寒发热、头痛，尤其是鼻塞流涕较严重的患者，效果尤佳。临床常可配合其他发散风寒药如桂枝、荆芥、防风等一同使用，用于治疗风寒感冒。

值得一提的是，对于风热感冒中鼻塞头痛较严重的患者，亦可酌情使用辛夷，用它配合其他疏散风热药，增强祛风散邪的效果，改善患者的不适症状。

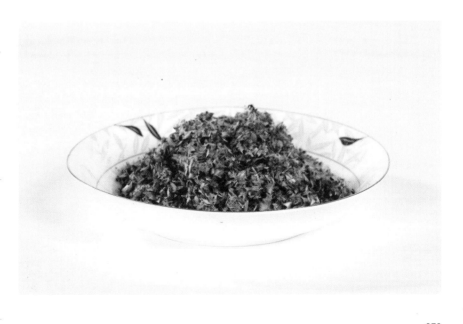

2. 通利鼻窍

辛夷除了可以发散风寒用于治疗感冒以外，还具有极佳的通利鼻窍之功，是治疗鼻渊头痛、鼻塞流涕的要药！让我们来看看《药性歌括四百味》是怎么描述辛夷的："辛夷味辛，鼻塞流涕，香臭不闻，通窍之剂。"

关于辛夷的通利鼻窍之效，清代医家吴仪洛在《本草从新》中记载了一个治疗鼻渊（鼻窦炎）、鼻鼽（过敏性鼻炎）、鼻窒（慢性鼻炎）的验方：取适量辛夷，将其研成细末后，再加入少许麝香，之后用葱白蘸取药粉涂于鼻腔即可。辛夷通利鼻窍，再配上可以活血消肿的麝香，用于缓解鼻塞、流涕及鼻腔的肿胀不适效果颇佳。

需要注意的是，辛夷入汤剂需要用纱布包煎，以防辛夷的毛散入汤药中刺激咽喉，引发不适。

辛夷虽好，但毕竟是辛散之品，病症缓解之后便可停药，不宜过久服用，以免辛散太过，得不偿失。

二、月季花

月季花，又称"月月红"，四季均开花，是重要的观赏性植物，在我国已有上千品种，其花不仅有红、白、粉等单种颜色，还有混合颜色及银色花边等多个品种。我国是月季的原产地之一，目前有52个城市将月季选为市花。在1985年5月，月季花被评为中国十大名花之一，位列第五名。

月季被誉为花中皇后，历来被许多文人骚客赞美。如北宋韩琦诗云："牡丹殊绝委春风，露菊萧疏怨晚丛。何似此花荣艳足，四时常放浅深红。"月季花不仅观赏价值极高，作为一味中药，其药效也是极佳的。

扫码

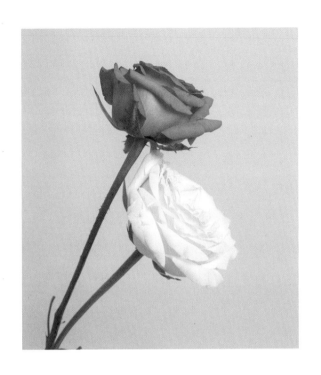

　　月季花为蔷薇科植物月季的干燥花，花微开时采摘，阴干或者低温干燥。月季花能够活血消肿而散结，可以用于痈肿疔疮、肿痛，可与金银花、连翘、夏枯草等同用。此外，现代研究显示月季花还有抗肿瘤、抗真菌、抗病毒、抗氧化的作用。

　　对于妇人来说，月季花也是一味良药，因为月季花具有活血调经的功效，可用于治疗月经不调、白带异常等。究其缘由多为月季花归肝经，女子以肝为先天，肝主疏泄和藏血，可调节女子月经等问题。所以月季花可以用于瘀血阻滞、血行不畅所致的月经不调、闭经痛经、经血色暗，或者有血块，或者产后瘀血腹痛、恶露不尽等。也可以用于产后乳汁不下，乳汁缺少。如果是气血不足所致的乳汁不下或者缺少，可以搭配黄芪、当归、猪蹄同用。因其有活血消痈、消肿止痛的作用，所以也可以用于乳痈肿痛。

　　对于气血不足、经行不畅导致的气滞血瘀，从而引起的月经来时腹痛，可用开水泡鲜月季花两三瓣，一天内需多次频服。

　　另外月季花还具有疏肝解郁、消肿解毒的功效，外用捣敷肿毒，能消肿止痛。《得配本草》中还记载有将适量月季花捣碎，敷在痘疮上，以此治痘疮的方子，看来月季花还略有美容养颜的作用。

　　需要注意的是，月季花一次不宜服用过多，过量可能引起腹痛。

三、款冬花

在《本草衍义》载"款冬花……春时，人或采以代蔬。"在古代粮食不够充足的情况下，人们有时也会采集款冬花食用。古人看重它，不仅仅是它可以作为食物，更重要的是该花可以治病养生。尤其来自北方的款冬花，更被视为上品。

1. 润肺止咳

款冬花最大的功用就是润肺止咳。古时，张籍不幸外感风寒，连续数日咳嗽，病情日渐加重却无钱医治。此时，他忽然记起曾经有一位僧人向他说起一种叫款冬花的中药，治疗久咳特别有效。于是，他嘱家人采来款冬花，煎服几次后，咳嗽止住了。通过这个小故事可以看出款冬花的止咳效果极好。

扫码

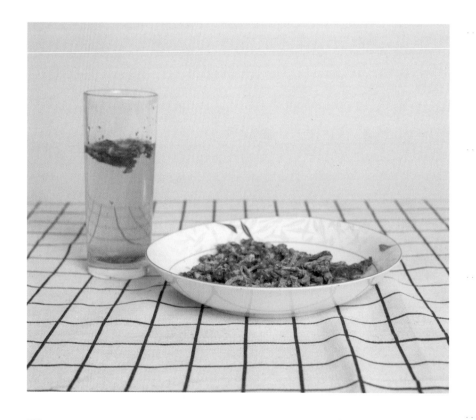

2. 化痰下气

在晋代葛洪的《肘后备急方》中记载了一个有趣的关于款冬花的使用方法，是崔知悌的久嗽熏法："每旦取款冬花如鸡子许，少蜜拌花使润，纳一升铁铛中，又用一瓦碗钻一孔，孔内安一小竹筒，笔管亦得，其筒稍长，作碗铛相合，及撞筒处，皆面泥之，勿令漏气，铛下着炭，少时款冬烟自从筒出。则口含筒，吸取烟咽之。如胸中少闷，须举头，即将指头捻筒头，勿使漏烟气，吸烟使尽止。凡如是五日一为之，待至六日，则饱食羊肉馎饦一顿，永瘥。"这个方法不同于内服药方，是以款冬花烟熏吸入以止咳，对于那些不太喜欢服药的患者也不失为一个好办法。

需要注意的是：高血压病患者不宜食用，因为其具有升高血压的作用；因为款冬花还具有兴奋子宫平滑肌的作用，因此孕妇也不能食用。

小小款冬花居然有这么多疗效，值得我们去探究！

四、玫瑰花

玫瑰作为浪漫与爱的象征，在世界范围内，是用来表达爱情的通用语言。但是要知道玫瑰不仅是观赏性植物，更是一味中药，可以理气解郁、和血散瘀。下面来领略玫瑰在用药方面的魅力吧。

1. 理气行血

在清代曹庭栋《老老恒言》有记录用玫瑰花和丝瓜络做囊被的事例："有摘玫瑰花囊被，去蒂晒干，先将丝瓜老存筋者，剪开捶软作片，约需数十；以线联络，花铺其上，纱制被囊之，密针行如麂眼方块式，乍凉时覆体最佳。玫瑰花能养血疏肺气，得微暖，香弥甚；丝瓜性清寒，可解热毒。"使用玫瑰花被，可以达到日常养生保健的作用，让人身心舒畅、神清气爽，提高睡眠质量。

2. 疏肝解郁

在清代陆以湉《冷庐医话》中，用阴干玫瑰花冲汤代茶服，以治疗肝胃气痛。在超市的茶饮区经常有干玫瑰花出售，很多人由于不了解其作用而忽视了它。其实，玫瑰花是很好的药食同源的食物，女性平时常用它来泡水喝，有很多好处。尤其是月经期情绪不佳、脸色暗淡，甚至有痛经等症状时，饮服玫瑰花可以得到一定的缓解。

《食物本草》谓玫瑰花"主利肺脾、益肝胆，食之芳香甘美，令人神爽。"服用玫瑰花，美容效果甚佳，可令人焕发青春活力。

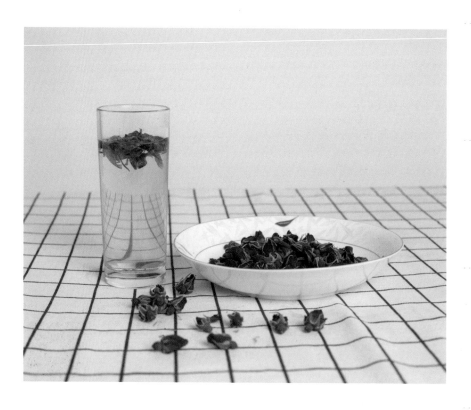

五、茉莉花

说起茉莉花，大家会想起那句耳熟能详的歌词"好一朵美丽的茉莉花"，洁白娇小的茉莉花，有着迷人的花香，是重要的香料。福建福州便是重要的茉莉花种植地之一，作为沿海城市，不少人出海寻求生计，所以在那些人的心里，茉莉花香也是对家乡的真实的一缕缕牵挂。

扫码

1. 理气开郁

在《本草正义》中道："茉莉，今人多以和入茶茗，取其芳香，功用殆与玫瑰花、代代花相似，然辛热之品，不可恒用。"作为重要香料的茉莉花，其香味浓郁，而正是取其芳香来治疗患者的郁积陈腐之气。在中国的花茶里，茉莉花茶有"可闻春天的气味"之美誉，多喝可以去寒邪、开郁结，使人心情舒畅，身心健康。但是因其性辛温，不可以经常服用。

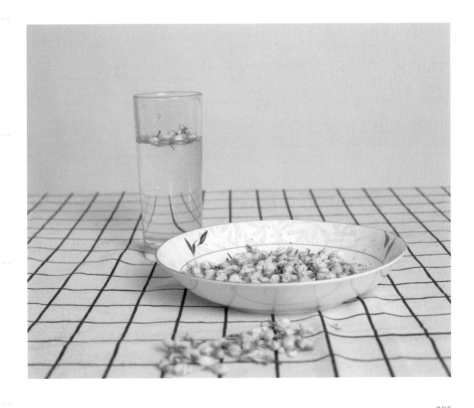

2. 止痢止痛

茉莉花不仅可以泡茶解郁，在《随息居饮食谱》中谈到茉莉花可以治下痢腹痛。茉莉花所含的挥发油性物质，具有行气止痛的作用，可以缓解下痢里急后重等症状，为止痛之食疗佳品。在清代龚自璋的《家用良方》中记载了一个治疗五色痢的法子，用陈年年糕、阵雨前茶、冰糖、茉莉花共煎汤一碗，服之五色痢立愈。

在中国，茉莉花茶有着历史悠久的文化，也有着许多经典的典故，同时许多文人骚客喜爱此花，如今人们常把其作为爱情之花，情侣可互送茉莉花以表达坚贞爱情，它也可以作为友谊之花，在朋友间传递。

▌六、桂花

桂花是中国传统十大名花之一，在我国有着悠久的种植历史，八月桂花香飘十里，堪称一绝。在中国，因为桂花的桂字与"贵"同音，所以人们喜欢在院子里种桂花借以增添贵气。其滋味甘香可口，在膳食中经常作为辅料使用，如枸杞桂花茶、桂花紫薯糯米饭、桂花奶豆腐等。桂花也可以作为酿酒的原料。而桂花作为中药来说具有温肺化饮、散寒止痛功效，对食欲不振、痰饮咳喘、肠风血痢、经闭腹痛有一定治疗作用。

1. 治疗口臭

桂花不仅观赏性极佳，而且可作为茶饮食用。桂花茶可养颜美容，舒缓喉咙，它的香气柔和、味道可口，为大众所喜爱，是中国的特色茶。桂花茶可以排解体内毒素，治疗口臭。夏天很多人觉得皮肤干燥，或由于上火而导致声音沙哑，可在绿茶或乌龙茶中加点桂花，泡水饮用，

扫码

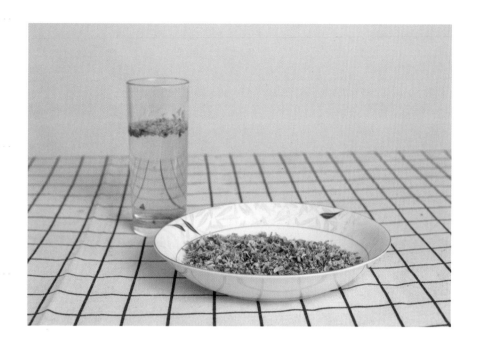

以缓解症状。不过，桂花泡茶时水温不宜过高（不要超过85℃），因为温度过高会影响其疗效；另外孕妇也不宜饮用含有桂花的饮品，因为桂花香味浓郁，容易刺激孕妇的神经；加上桂花具有活血的作用，容易导致流产。

2. 化痰散瘀

在清代顾奉璋《寿世编》中有一个安神悦颜方，用龙眼肉600g、桂花蕊120g、砂糖200g、浸烧酒一坛，愈久愈妙。通过这特制的药酒可以化痰散瘀，而痰瘀化解，人体会感觉到神清气爽。古人认为桂为百药之长，所以用桂花酿制的酒能达到饮之寿千岁的功效。

在中国古代的咏花诗词中，咏桂之作的数量也颇为可观，被视为传统名花，这样历史悠久的名花值得我们去更全面地了解和科学地使用。

七、杏花

杏花是古老的花木，公元前著作《管子》中就有记载，其为繁华富丽中自有尊严体态的花，许多文人骚客为其倾倒。"裁剪冰绡，轻叠数重，淡着燕脂匀注。新样靓妆，艳溢香融，羞杀蕊珠宫女"便是宋徽宗描述杏花的佳作。杏花在每年3～4月份盛开，花色薄粉轻红，真有"满园春色关不住，一枝红杏出墙来"的春意盎然。每年杏花盛开的季节各地会举办杏花节，为游人踏青、郊游及摄影爱好者提供好去处。

在古代还没有化学化妆品的情况下，古代人民用自己的智慧，使用纯天然的植物来美容养颜，杏花就是其一，其可以滋养肌肤，淡化色斑。在明代王肯堂《杂病证治准绳》中记载将桃花阴干，加当归或杏花研磨成末洗面，可以去粉刺，美容养颜。在宋代王怀隐的《太平圣惠方》中也有关于杏花美容的记载，取桃花、杏花各

扫码

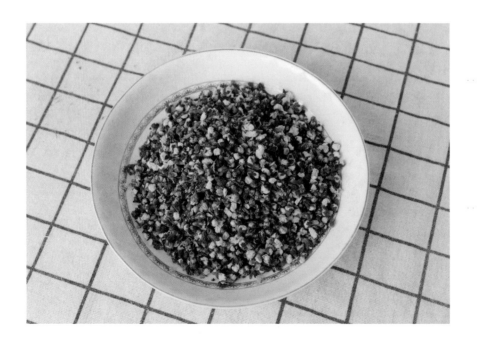

600mL，以流水浸泡七天，相次洗脸，可以改善皮肤黧黑枯槁的状况。

杏的谐音为幸，古代多用杏花比喻少女贞洁可爱，用梅花比喻男子高洁品质，有幸（杏）成媒（梅）不仅赞赏了男女的美好品质，也暗喻了男女结合繁衍昌盛。

八、红花

红花油大家很熟悉，是家中常备药物，但是其主要成分红花大家是否了解呢？红花主要产于河南、云南、四川等地，红花夏季开花，开花之时本为黄色，由黄转为鲜红时采摘，阴干或者烘干后即可作为药材，被称为治疗跌打损伤、瘀滞肿痛之要药。

1. 活血通经，散瘀止痛

红花性温，味辛，归心、肝经，具有很好的活血通络作用，内外科都可以使用。内科用于治疗胸痹心痛、血瘀疼痛、两胁疼痛等，如王清任《医林

扫码

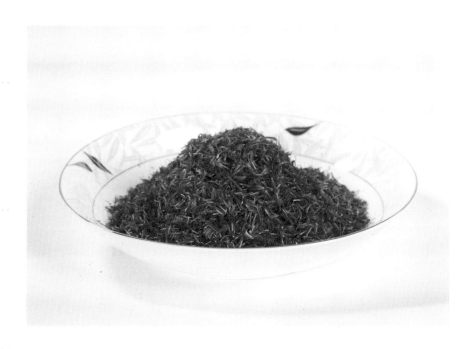

改错》中的血府逐瘀汤，用当归9g、生地黄9g、桃仁12g、红花9g、枳壳6g、赤芍6g、柴胡3g、甘草6g、桔梗4.5g、川芎4.5g、牛膝9g，水煎服，可活血化瘀、行气止痛，治疗胸痹胁痛有很好疗效，临床常用于治疗冠心病心绞痛、脑血栓等。外科常用红花油涂抹痛处，可起到活血散瘀止痛的作用。

2. 消斑

红花消斑是取其活血之功，斑疹多为热郁血滞所致，消斑红花配清热凉血解毒之药如大青叶、紫草等。

妇科疾病也常用红花，李中梓在《镌补雷公炮制药性解》中记载用红花治疗女子闭经不行；叶天士在《本草经解》中记载了红花治疗妇女产后口噤（牙关紧闭，口不能张）。红花善于活血行血，却不善补血，所以使用时需注意，有出血症状的患者及孕妇慎用。

红花虽然是一味优秀的药材，但是不建议大家盲目使用，红花多用则破血，少用则养血，如果有月经疼痛剧烈，月经量少的女性，可以准备红花6g、玫瑰花8g、陈皮6g、大枣两枚，热水冲泡，代茶饮，以调理月经、美容养颜，但是切记不可过量服用。

《镌补雷公炮制药性解·草部中·红花》："疗跌扑损伤，疮毒肿胀，老人血少便结，女子经闭不行。"

九、旋覆花

大家可能没有听说过旋覆花，但是大部分人应该见过，夏秋季路边或者灌木丛里常见到像菊花一样的小野花，中间长金黄色绒毛，那可能就是旋覆花。旋覆花在我国大部分地区都有分布，很多人只知道它是一种野花，但其实它还有很高的药用价值，具有降气、消痰、行水、止呕的功效。

1. 降气化痰

旋覆花味苦、辛、咸，性微温，归肺、脾、胃经，可消痰行水，以降肺气。早在《神农本草经》中就有记载，旋覆花"味咸，温。主结气，胁下满，惊悸，除水，去五脏间寒热，补中，下气。"

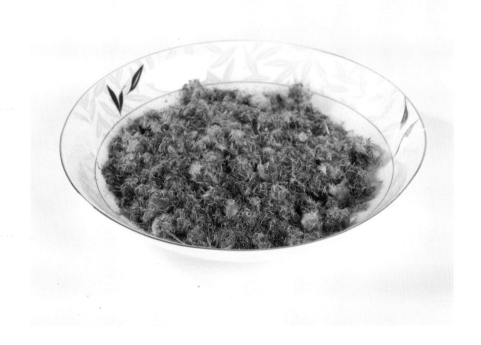

可见，旋覆花有很好的行气除水，去除寒热的作用。旋覆花可用来治疗寒痰咳喘、热痰咳喘、胸膈痞闷等症，常与半夏、桔梗、桑白皮一起使用。但是阴虚痨嗽、风热燥咳者禁服。

2. 降逆止呕

中药里有这么一句话，"诸花皆升，旋覆独降"，意思是大多数以花入药的药材都可升气提气，而旋覆花却可以降气。旋覆花善于降胃气，可用于治疗胃气上逆引起的诸多症状，如名方"旋覆代赭汤"，取旋覆花9g、人参6g、生姜15g、代赭3g、甘草9g（炙）、半夏10g（洗）、大枣3枚（擘）。此方可降气化痰、益气和胃，临床上常用于治疗胃气虚，气逆痰阻证。

第三节
寒凉类花

▌ 一、金银花

金银花，即忍冬科忍冬属植物忍冬的干燥花蕾或带初开的花，故又称忍冬花。由于此花初开为白色，后转为黄色，因此它又被称为金银花；又因为其二花共有一个花蒂，故而又有了双花、二宝花、双宝花等别名。

1.清热解毒

熟悉中医养生的朋友想必对金银花并不陌生，它可清热解毒、疏散风热、透营转气、凉血止痢，明代名医张景岳在《本草正》中评价金银花："善于化毒，故治痈疽肿毒疮癣，杨梅风湿诸毒，诚为要药。毒未成者能散，毒已成者能溃。"由此可见，金银花确是治疗一切阳证痈肿疔疮的要药！

清代医家汪昂在《医方集解》中记载了一种金银花酒的配方：金银花150g（鲜品力速，若无可用干品替代）、甘草30g，倒入两碗水煎煮，待水量还剩一半时再倒入一碗酒略煎即可。此方一剂分3次饮用，于24h内饮完，病情较重者可增加至一日两剂，待服药后大小便均通利，就表明药物已经开始发挥作用了。此方可治疗一切痈疽恶疮初起，无论发于何处，只需把握初起这个时机，服用此金银花酒便可获得奇效。此方服用时最好配合外用，外用时去掉甘草，只需将鲜金银花捣烂后用酒调敷患处即可。

谈完了古代的名医验方，我们再来聊聊现代非常常用的中成药——双黄连吧。双黄连，从药名可见，"双"即双花，也就是金银花，可清热解毒、疏散风热；"黄"是指黄芩，善于清上焦之热；

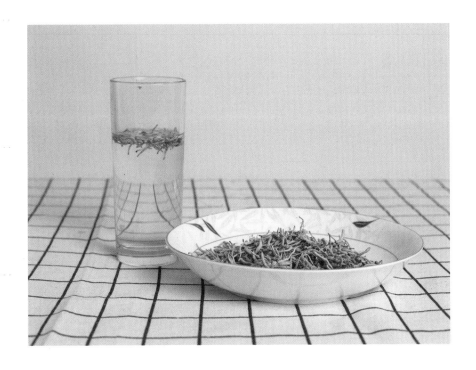

"连"指的是连翘，可以疏散风热、解毒散结。这三味药搭配在一起，对于外感风热，症状有发热、咽痛等的患者尤为适宜。现药店里常见的剂型有口服液、颗粒剂、片剂等，服用十分方便。

扫码

2. 茶饮验方

下面笔者推荐两种常用的茶饮方。

（1）解毒利咽茶饮方：取金银花3g、板蓝根5g，煮水代茶饮。方中金银花和板蓝根都可以清热解毒，适用于外感风热、热毒咽痛等病证。

（2）清肺止咳茶饮方：金银花5g、黄芩3g、桔梗3g、杏仁3g，煮水代茶饮用。方中金银花清热解毒，黄芩清泻肺热，桔梗、杏仁一升一降可宣降肺气以止咳，四药相配，非常适合肺热咳嗽伴有咽痛的患者。

温馨提示：金银花药性寒凉，故需中病即止，不宜久服，以免寒凉太过，损伤阳气；脾胃虚寒，食少便溏的人群应当慎服。

▌二、葛花

　　日常生活里，植物葛的根——葛根作为一种药食两用的药材常常出现在我们视线中，葛根茶、葛根粉、葛根饼干等各种葛根产品在保健食品中非常受欢迎。可是，葛的花——葛花也是一味非常实用的药材，我们也应当了解它的功用。

　　葛花为葛未开放的花蕾，味甘，性凉。它的功效是解酒毒、醒脾和胃，非常的简单，但是却又实用。在今天的生活环境下，饮酒过量现象非常常见，饮酒过量后，感觉头痛头昏、心烦口渴、恶心呕吐、胸膈饱胀，非常难受。除了等待自己慢慢恢复，或者去医院寻求治疗外，我们也可以选用葛花这个十分有效的药物。明代著名医家龚廷贤在著作《万病回春》中就记载了两首使用葛花治疗饮酒过多的方剂。一为葛花解醒汤：白豆蔻、砂仁、葛花各15g，

扫码

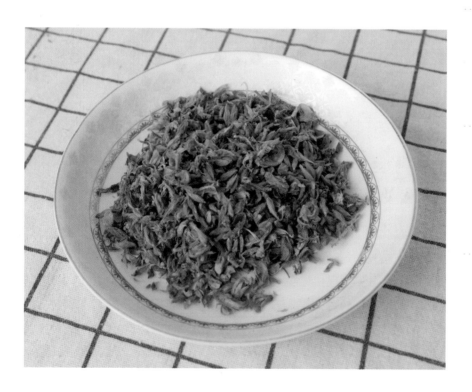

木香1.5g，青皮9g，茯苓、陈皮、猪苓、人参各4.5g，白术、炒神曲、泽泻、干姜各6g。将以上药物制成细末混合均匀，热水每次送服15g，待微微出汗后，醉酒的不适症状就会得到缓解。同时龚廷贤亦指出"此盖不得已而用之，岂可恃赖日日饮酒耶？"叮嘱后人这是醉酒后为缓解不适，不得已所使用的，不能因为有了这个方子就有所依赖，天天饮酒过量，可见古人对健康养生的重视以及对后世之人的警诫。

　　另一首方为神仙不醉丹：取葛花、白茯苓、小豆花、葛根、木香、天冬、砂仁、牡丹皮、人参、肉桂、枸杞子、陈皮、泽泻、海盐、甘草各等份，研磨成细末后，用蜂蜜制成5g左右的药丸，服用时嚼碎，用热酒送服。龚氏指出："服一丸可饮酒十盏，十丸可饮酒百盏"可见此方之神效。

　　以上两方，均为解酒的葛花，配伍以行气的陈皮、木香，健运脾胃的茯苓、人参、白术等药，起到了行气健脾、解酒止呕的功效，以脾胃为根本，故龚廷贤在两方后指出"调理脾胃者，医中之王道也。"

　　虽然两方有如此神效，我们也依旧不能忘记古人对我们的教导，健康生活，饮酒不宜过量。

▌三、槐花

　　槐花在我国多地均有栽培，尤以北方多见，它多在夏季花朵开放或花蕾形成时采收。每到花期来临时，许许多多洁白的槐花缀满枝头，空气中散发着淡淡的素雅的清香，令人心旷神怡。需要注意的是，槐花分有国槐和洋槐两个品种，国槐是中国本地物种，洋槐约在19世纪下半叶传入中国。

　　槐花能够凉血止血、清肝泻火，现常用于血热出血、肝热目赤等多种病证。

1. 凉血止血

　　关于槐花的凉血止血之力，明代名医吴昆在《医方考》中收录了这么一个故事：一个读书人不知何故舌头出血，且舌上有一小创孔，医生见此状况直接选用炒槐花末撒于患处，不久书生便痊愈。该读书人应该是血热出血证，简言之就是体内有热

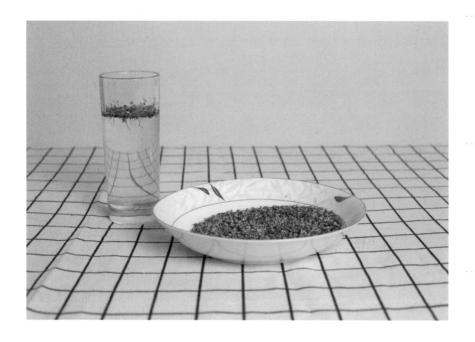

迫血妄行，而槐花不仅能够凉血以清血中之热，而且还有直接的止血作用，此时运用就十分恰当了。

　　槐花不仅可以用于舌头出血，还可用于治疗鼻血不止。江西历史上十大名医之一危亦林在《世医得效方》中记载：取等量的槐花和海螵蛸（乌贼鱼骨），研成细末，轻轻吹入鼻孔中即可。乌贼鱼骨即海螵蛸，具有收敛止血的作用，与凉血止血的槐花相配，效用更佳。

　　槐花苦降下行，善治下焦血热，在临床上更常用于治疗大肠火旺、湿热郁结于下焦引起的痔血、便血等病证。对于火热旺盛者，常与栀子配伍，如《普济方》中收录的槐花散：取生槐花15g、炒槐花15g、炒栀子30g，共同研成细末，每次于空腹时服用6g即可。栀子可以清热凉血，炒用增强止血之力，本方用槐花栀子相配伍，具有良好的清肠止血之功。

2. 清肝泻火

　　槐花还具有良好的清肝泻火功用，可用于治疗肝热引起的目赤肿痛、头晕、头胀痛等疾病。高血压病或经常头晕目赤的患者，若辨证属于肝火旺盛，可用槐花泡水饮用，单用有效，亦可搭配夏枯草、菊花等清肝明目之品，煮水代茶饮用。

　　需要注意的是，槐花清肝泻火、清热凉血宜生用，止血宜炒用。由于槐花性寒，脾胃虚弱及无实热者应慎用或忌用。此外，孕妇及婴幼儿也应忌食。

▌四、菊花

在我国，菊花是有名的花中四君子，位列我国十大名花之中。在漫长历史中，许多诗人留下了著名的咏菊诗篇，如"采菊东篱下，悠然见南山""待到重阳日，还来就菊花"等，与此同时，它还有着长寿、吉祥等寓意，深受我国人民喜爱。但同时，菊花在中医领域是一味非常常用的药材，下面，就让我们来认识一下作为药材的菊花吧。

菊花为多年生草本植物菊的干燥头状花序，主产于我国浙江、安徽、河南等地，四川、河北、山东亦有分布。菊花有野生的也有栽培的，其中以栽培为佳。菊花功效众多，这里列举几个菊花在日常生活中的应用。

1.清热解毒

中医理论认为，如果因为火热的原因导致了疾病，那么我们就应该选用一些寒凉的药物进行治疗，来恢复我们的健康。这就是中医学常说的

扫码

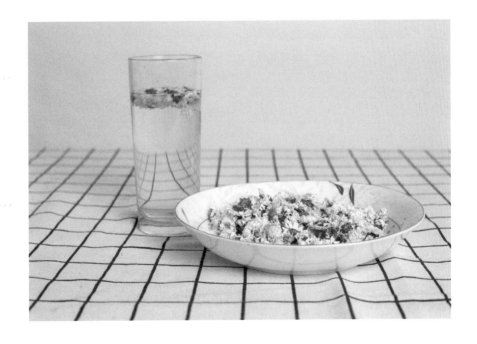

"热者寒之"，菊花辛、甘而苦，微寒，在日常生活里，如果我们因为一些火热的原因导致了疾病，比如在吃了油炸食品、火锅、烧烤后，出现了口渴、喉咙痛等症状，就可以选择菊花来进行治疗。我们日常生活中非常常见的菊花茶就是一味非常好的饮品，为了加强疗效可以用菊花3g，加上清热解毒功效更为强大的金银花2g，以及利咽和补脾胃功效兼有的甘草2g，同煎代茶饮，每日三次，有很好的清热解毒效果。

除了茶饮，我们也可以把菊花做成有清热功效的糕点：取杭白菊20g、马蹄粉200g、冰糖适量，将杭白菊用纱布包起水煮，至水颜色变淡黄后取出，加入冰糖调味制成菊花水，再将马蹄粉用适量清水溶解后加入菊花水中，大火蒸制20min，就制成了可口的菊花糕，热食冷食均可。这个小食疗方清热的菊花和生津的马蹄组合在一起，有较好的清热退火、生津止渴的功效。

2. 清肝明目

《神农本草经》指出，菊花"主诸风头眩、肿痛，目欲脱，泪出……"中医认为，肝开窍于目。当肝火旺盛的时候，会上攻影响眼睛，导致眼睛出现红肿、干涩、疼痛、迎风流泪的症状。菊花可以清肝热，治疗因肝火导致的眼部疾患。另外，对于精血不足导致的眼目昏花，菊花亦可选用。如在药店非常常见的杞菊地黄丸，它可以补精血、明睛目，是治疗精血亏虚导致视物昏花的常用中成药，对于一些老年人特别适用。

3. 控制血压

中医理论认为，血压的升高和肝阳上亢相关，菊花有较好的平肝阳、降血压的效果，对于血压偏高的患者，可以根据自身情况，选择菊花茶代茶饮，可以起到一定的控制血压作用，但需要注意的是，它只能作为降压治疗的辅助治疗手段，对明确诊断高血压病的患者，首先要进行生活方式的干预，在密切监测血压的基础上，积极加用降血压的药物，在生活中可以应用菊花等中药协同降压。

五、蜀葵花

蜀葵花为锦葵科植物蜀葵的花朵，原产于我国，因其最早在四川被发现，故得名"蜀葵花"。蜀葵花在我国的栽培历史十分悠久，极易成活，现今已在全国各地广泛栽培，以供园林观赏和食疗药用等。蜀葵花全草皆可入药，从花中还可提取花青素，作为食品的着色剂，具有较高的经济价值。

1. 解毒疗疮功力强

蜀葵花性寒，具有良好的解毒散结之效。明代著名医家缪希雍赞其为"疮家圣药"，现临床可用于治疗多种痈疽疔肿、蜜蜂蜇伤、水火烫伤等，内服、外用皆可。

明代名医虞抟所著的《医学正传》中便记载了使用蜀葵花治疗水火烫伤的经验方：将阴干的蜀葵花研成细末，用香油调敷患处即可。此方法操作简便、价格低廉，对于轻度烫伤的患者具有很好的应用价值。

扫码

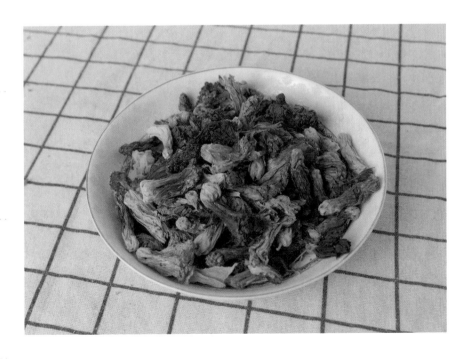

2. 用治带下病效用佳

蜀葵花的另一出彩之处在于治疗女性带下病效果极佳。中医易水学派创始人张元素这样评价蜀葵花："赤者治赤带，白者治白带，赤者治血燥，白者治气燥……皆取其寒滑润利之功。"

关于治疗女性带下病，若患者还伴有脐腹部冷痛、面色萎黄的症状，可选用北宋医书《太平圣惠方》中记载的方法：取阴干的蜀葵花（白带用白花，赤带用赤花）研成细末，每次空腹用温酒送服6g即可。

需要注意的是：孕妇应忌服蜀葵花；脾胃虚寒的人群也应慎服或忌服，以免蜀葵花的寒凉之性更加损伤人体阳气，得不偿失。

六、栀子花

本文的主角是栀子花，它的形状是单叶对生或三叶轮生，白色叶片倒卵形，革质，且翠绿有光泽。栀子花味苦性寒，归肺、肝二经，具有润肠通便、清肺止咳、凉血解毒的功效。

扫码

1. 润肠通便

栀子花苦寒清降，具有清肺胃热的作用，苦寒亦有向下作用的趋势，也可在一定程度上促进

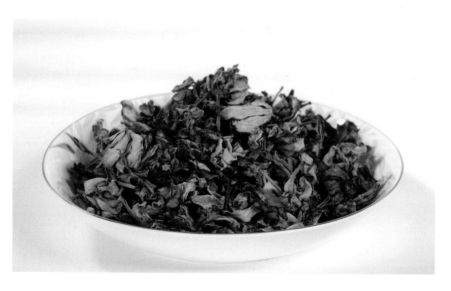

大便排出，尤其适用于热邪导致的便秘。

中医认为便秘的主要病位在大肠，涉及脾、胃、肺、肝多个脏腑。基本病机为大肠传导失常。而胃与肠相连，胃热炽盛，可下传大肠，大肠热盛，燔灼津液，燥屎内结，从而导致便秘。而栀子花略可生津润燥，再加上其苦寒凉性可以清胃热，从而能够更好地达到润肠通便的效果。同时栀子花含有丰富的纤维素，能够促进大肠的蠕动，也可加速肠内糟粕的排出。

2.清肺止咳，凉血解毒

栀子花苦寒，能够清泻上焦火热，从而达到清肺止咳的作用。明代医家兰茂在《滇南本草》中记载了一个小方：可取栀子花三朵，和少许蜂蜜一同煎服即可。这个方子对于肺热咳嗽有一定的效果。

另外，栀子花还可以凉血解毒，同是《滇南本草》中记载，对于血热引发的鼻血不止，我们可取栀子花数片，焙干后研成细末，再轻轻吹入鼻中，即可收获奇效。

需要注意的是：栀子花苦寒，脾虚泄泻、肾阳不足者应当慎食。

七、密蒙花

密蒙花，又叫蒙花、黄饭花。在我国分布广泛，主要生长在海拔200～2800m的向阳山坡，其适应力较强，在土壤贫瘠的地方也可生长。密蒙花有很好的染色作用，在云南有种特色美食叫"花米饭"，就是用密蒙花给糯米染色，雪白的糯米会变成金黄色，再将糯米蒸熟，糯米会变得异常芳香，口感也会变得更好，这就是为什么密蒙花也被称为"黄饭花"。密蒙花不仅可以制作成美食，还是一味很好的药材。

1.清肝泻火

密蒙花味甘，性微寒，归肝、胆经。本品可清肝泻火，治疗肝火上炎所致的目赤肿痛，常与石决明、菊花配伍使用。如《圣济总录》中的密蒙花散，用密蒙花30g，楮实、蒺藜子（炒，去角）、甘菊花、防风（去叉）、蛇蜕各15g，甘草

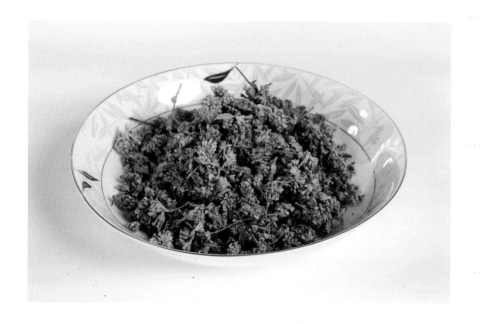

（炙，锉）0.3g，将这七味药捣碎为散，每服1.5g，饭后睡前用温水调下，一日三次。用于治疗肝热所导致的目赤肿痛，视物昏暗不清。

2. 明目退翳

　　《开宝本草》记载，密蒙花："主青盲肤翳，赤涩多眵泪，消目中赤脉，小儿麸痘及疳气攻眼。"密蒙花对治疗各种眼科疾病（如目昏、生翳、青光眼）有很好的效果，可养肝明目。我们都知道肝开窍于目，当肝得以滋养则明目，《神农本草经疏》有云："此药甘以补血，寒以除热，肝血足而诸证无不愈矣。"这里给大家介绍一款密蒙花茶，可以很好地养护眼睛，取密蒙花8g，决明子、菊花、枸杞子各5g，热水冲泡，代茶饮。坚持服用清肝明目，可预防和治疗各种眼科疾病，保护好我们的双眼。

　　眼睛是心灵的窗户，保护好双眼对每一个人都尤为重要，为了保护好我们的双眼，大家可利用好密蒙花这味优秀的药材，让我们的眼睛更加清澈明亮！

第一节
五脏系统验方

█ 一、肺系疾病验方

1. 治喘嗽方（明·李时珍《本草纲目》）

组　　成　梨汁1L，酥30g，蜂蜜30g，地黄汁1L。

用　　法　原料煎成浓汁后，在咳喘停歇时含入口中，待口中唾液将满时缓
缓咽下。

适 应 证　肺阴虚喘嗽。常伴干咳无痰或痰少而黏、口燥咽干、形体消瘦、
午后潮热、五心烦热等。

注意事项　本品宜冷服。

2. 治气急方（明·李时珍《本草纲目》）

组　　成　梨一个，黑小豆适量。

用　　法　将梨剜空，用黑小豆填满后，用小火煨熟，捣成饼状，每天服用。

适 应 证　痰喘气急。

3. 宁嗽定喘饮（清·张锡纯《医学衷中参西录》）

组　　成	生怀山药45g，甘蔗汁30g，酸石榴汁18g，生鸡蛋黄四个。
用　　法	先将生怀山药煎取清汤一大碗，再将甘蔗汁、酸石榴汁、生鸡蛋黄调入碗中，分三次温饮下，大约隔两个小时再服一次。
适 应 证	嗽喘；外感热病，热退后的喘嗽患者以及年老或平素体虚气短的人。
注意事项	如果药凉了，再次服用时须将药碗置于开水中加热，但不可过热，如果加热过程中鸡蛋黄熟了，药效就不好了。

4. 五汁肺丸（清·谢元庆《良方集腋》）

组　　成	雄猪肺一个（宰后不碰水，抽去筋和膜），藕汁两碗，油秋梨一碗，甘蔗汁两碗，茅柴根汁一碗，百合汁一碗。
用　　法	将藕汁两碗、油秋梨一碗、甘蔗汁两碗、茅柴根汁一碗、百合汁一碗倒入锅中，再放入雄猪肺，将其煮烂煮透后，滤去渣，再用小火加热，时时搅拌，收汁成膏。之后加入建莲粉（属睡莲科多年生水生草本植物）搅拌均匀，揉搓成桐子大小。每日早晚用淡盐水送服15g即可。
适 应 证	肺热咯血。

5. 治感冒方（清·汪昂《本草易读》）

组　　成	葱白1根，红茶3g，生姜10g，核桃仁3枚。
用　　法	将葱白、红茶、生姜、核桃仁加水煎服，服用后微微出汗即可。
适 应 证	风寒表实轻症，发热、头痛、无汗者。

6. 治喘嗽方（清·汪昂《本草易读》）

组　　成	杏仁，生姜，核桃仁，蜂蜜。
用　　法	把杏仁与核桃仁捣烂，与蜂蜜混合均匀，搓揉成弹丸大的圆球形丸剂，晚上睡前用姜水服用一个。
适 应 证	肺肾虚寒之喘嗽。

7. 治久嗽方（明·李时珍《本草纲目》）

组　　成	羊胰一个，大枣适量，酒适量。

用　　法 羊胰同大枣浸酒服。

适 应 证 适用于肺虚寒久嗽的患者。

8. 治久嗽方（清·赵学敏《串雅内编》）

组　　成 香橼一枚，清酒适量，蜂蜜少许。

用　　法 香橼一枚去核切片，捣烂后与清酒一同放入砂罐，文火徐徐煎
煮，自黄昏至五更即可。之后将蜂蜜拌入药汁，唤醒患者，嘱咐
患者服完后再睡片刻，一次即愈。

适 应 证 久嗽或暴嗽的患者。

二、心脑系疾病验方

1. 治失眠方（唐·孙思邈《备急千金要方》）

组　　成 大枣二十枚，葱白七茎。

用　　法 大枣与葱白用水6000mL，煮成200mL后，去掉药渣滓，然后一
次服下。

适 应 证 心阳虚、血虚导致的烦闷不眠。

2. 治头痛方［清·石铎球（墨西哥）《本草补》］

组　　成 马齿苋，玫瑰花。

用　　法 将马齿苋与玫瑰花捣烂，用油调敷于头部。

适 应 证 烈日暴晒引发的头痛。

3. 治头风方（清·赵学敏《串雅外编》）

组　　成 香橼一个，鸭蛋一个。

用　　法 香橼新旧皆可，切开两半；鸭蛋煮熟切半，分别放入两半香橼
中，之后包在头两侧太阳穴上，感到微微有热时便可痊愈。

适 应 证 慢性阵发性头痛。

4. 龙眼粥（清·章穆《调疾饮食辨》）

组　　成 龙眼肉，米。

用　　法 用适量龙眼肉熬粥食用即可。

适应证 用于气血不足之心神不安、健忘失眠、自汗盗汗等。

注意事项 内有实热或阴虚火旺的患者不宜食用。

三、肝胆系疾病验方

1. 治肝虚寒方（唐·孙思邈《备急千金要方》）

组　　成 枸杞子2000mL❶，酒4000mL。

用　　法 将枸杞子捣烂，放入绢袋中，将包好的枸杞子放到泥瓮里用酒浸泡。之后，密封泥瓮，放在太阳下晒21天，阴天收起来，早上温热后服用。

适 应 证 肝虚寒者，表现为头晕目眩、身困乏力、呕吐、失眠多梦、易怒、食欲差等。

注意事项 忌醋。

2. 治疼痛方（清·佚名《济世神验良方》）

组　　成 橙子核9g，白酒适量。

用　　法 橙子核炒干后研为细末，以白酒调服即可。

适 应 证 肝郁气滞引发的胁下疼痛。

3. 治肝胃气痛方（清·陆以湉《冷庐医话》）

组　　成 玫瑰花适量。

用　　法 用阴干的玫瑰花泡茶服用。

适 应 证 肝气郁结，肝胃不和引发的胃痛。

4. 治鼓胀方（清·张璐《本经逢原》）

组　　成 陈香橼一枚（连瓤），大核桃肉二枚（连皮），缩砂仁6g（去膜），砂糖适量。

用　　法 将三味药煅存性后研磨为散，用砂糖拌调。空腹时一次服完即可。

适 应 证 鼓胀，即因气滞、血瘀、水停腹中，伤及肝、脾、肾所导致的以腹胀大如鼓，皮色苍黄，脉络暴露为主要临床表现的一种病证。

---

❶原书中是"一斗"，换算后是2000mL。

5. 治气臌方（山野居士《验方家秘》）

组　成 鸡内金一副，沉香、砂仁各9g，陈香橼15g，姜汤适量。

用　法 四味药共同研磨为末，每次服用4.5g，用姜汤送服。

适应证 由于气滞气机不畅而引起的鼓胀。

6. 治黄疸方（晋·葛洪《肘后备急方》）

组　成 桃根一握。

用　法 将桃根切成筷子样细，取一握加水煎煮，空腹时温服。

适应证 阳黄，黄疸身目皆如金色者。

注意事项 忌食热面及猪、鱼等肉类食物。

四、脾胃系疾病验方

1. 治食欲不振方（宋·王怀隐《太平圣惠方》）

组　成 梨三个，粳米60g。

用　法 将3枚梨切块，加水1200mL煎煮，之后取200mL，去掉渣滓，再放入60g粳米，煮熟后即可食用。

适应证 小儿外感风热后的昏愦躁闷，食欲不佳。

2. 治呕吐方（明·张景岳《景岳全书》）

组　成 甘蔗汁与姜汁按2∶1调配。

用　法 调配后直接饮用即可。

适应证 反胃呕吐。

3. 治痢疾方（近代·张锡纯《医学衷中参西录》）

组　成 山楂30g，红白蔗糖各15g，毛尖茶叶4.5g。

用　法 将山楂煎汤，冲红白蔗糖与茶叶于碗中，浸润一会便可饮用。

适应证 痢疾初起。

4. 治腹胀发热方（明·龚廷贤《种杏仙方》）

组　成 山楂30g（去核）。

| 用　　法 | 山楂去核再水煮，先饮汤再吃山楂。 |

| 适应证 | 用于治吃肉太多不消化引发的腹胀、发热。 |

5. 治噎膈方（清·虚白主人《救生集》）

| 组　　成 | 荸荠5～7个。 |

| 用　　法 | 取生荸荠十余斤风干，早晚两次，每次服5～7个，服半月即可。 |

| 适应证 | 多种噎膈。 |

6. 治食欲不振方（明·龚廷贤《种杏仙方》）

| 组　　成 | 乌梅15g，白糖60g。 |

| 用　　法 | 取乌梅15g、白糖60g，加入2杯水，煎至还剩1杯如稠糊状时取出，每次食用两勺即可。 |

| 适应证 | 胃阴不足之口淡无味、不思饮食。 |

7. 消食行气方（近代·程仲平《百病经验一味良方》）

| 组　　成 | 鲜柠檬一个，白糖适量。 |

| 用　　法 | 取鲜柠檬1个，榨汁，再用温水将柠檬汁稀释至一满杯后，加入少许白糖饮用。 |

| 适应证 | 食积气滞轻症引发的胃脘痞闷、食欲不振。 |

8. 治疼痛方（明·李时珍《本草纲目》）

| 组　　成 | 木瓜三片，桑叶七片，大枣三枚。 |

| 用　　法 | 将木瓜、桑叶、大枣用水煮汤，一次服下。 |

| 适应证 | 脐下绞痛。 |

9. 治便秘方（唐·孙思邈《备急千金要方》）

| 组　　成 | 桃花1g。 |

| 用　　法 | 用水送服桃花1g。 |

| 适应证 | 便秘轻症的患者。 |

10. 治便秘方（宋·王怀隐等《太平圣惠方》）

| 组　　成 | 毛桃花30g。 |

| 用　　法 | 鲜毛桃花30g与面90g一同做成馄饨，熟煮后空腹食用。 |

花果掘秘之旅——
解读花果的中医妙用

适 应 证 便秘较重，且伴有腹部胀痛不通者。

五、肾系疾病验方

1. 治热淋方（清·严洁、施雯、洪炜《得配本草》）

组　　成 生地黄、生藕、白蜜、葡萄各适量。

用　　法 取适量葡萄、生藕和生地黄，捣汁后拌入白蜜服用。

适 应 证 适用于热淋，排尿时涩痛明显的患者。

注意事项 中病即止，不宜久服。

2. 治小便频数方（清·王孟英《随息居饮食谱》）

组　　成 核桃2～3枚，温酒适量。

用　　法 睡觉前咀嚼核桃仁，然后就温酒服下。

适 应 证 肾虚小便频数的患者。

3. 治腰膝无力方（明·李时珍《本草纲目》）

组　　成 栗子仁，猪肾一个，大米适量。

用　　法 将栗子仁风干，每日早上服用十余颗，之后再食用猪肾和大米熬
制而成的粥，以助补益之力。

适 应 证 适用于因肾虚导致的腰膝无力。

4. 水芝丸（金·李杲《医学发明》）

组　　成 去皮莲子适量，猪肚1具，酒适量。

用　　法 莲子用酒浸泡一夜后，放入猪肚中，用水煮熟后取出焙干，研为
极细末。再用酒糊为丸，每次服用50～70粒，在饭前用温酒送
服即可。

适 应 证 适用于肾气虚导致的小便频数。

5. 莲子六一汤（宋·杨士瀛《仁斋直指方论》）

组　　成 莲子（带心）180g，炙甘草30g，灯心草适量。

用　　法 莲子和炙甘草研成细末，每次取6g，在饭后用一小撮灯心草煎

汤调服即可。

适应证 适用于肾虚下元不固引发的小便混浊如米泔水，并伴有心经虚热的患者。

6. 治小便不通方（明·张景岳《景岳全书》）

组　成 白菊花根适量，白酒适量。

用　法 白菊花根捣烂，用白酒冲和后饮用。

适应证 适用于小便闭塞不通的患者。

第二节
气血津液疾病验方

1. 治口渴方（明·李时珍《本草纲目》）

组　成 梨1个（香水梨、鹅梨、江南雪梨皆可），蜂蜜适量❶。

用　法 取梨汁与蜂蜜熬制成膏，用温水调服即可。

适应证 糖尿病口渴。

2. 治月经不来方（清·张锡纯《医学衷中参西录》）

组　成 山楂10g，红糖20g。

用　法 用山楂煎汤，再加入红糖冲服。

适应证 瘀血导致的月经不来。

3. 治胸闷方（清·虚白主人《救生集》）

组　成 陈香橼一个。

用　法 用多年陈香橼一个，锤破后，加水两碗，煎至一碗，去渣，温服送下。

适应证 外感病愈后，气机不畅所致的胸膈痞闷。

---

❶ 此方需在医生指导下进行。

4.治疼痛方（清·吟凤阁主人《救急丹方》）

组　　成 橙子核。

用　　法 橙子核炒后，研成末，用酒送服。

适 应 证 闪挫后，气血瘀滞引发的腰痛。

5.治疼痛方（明·张时彻《摄生众妙方》）

组　　成 西瓜皮适量，酒适量。

用　　法 西瓜皮阴干后研成细末，空腹用酒送服。

适 应 证 闪挫腰痛，活动不利的患者。

6.五汁饮（清·吴瑭《温病条辨》）

组　　成 梨汁、荸荠汁、藕汁、麦冬汁、鲜芦根汁各适量。

用　　法 将5种汁放入锅内，加水适量，置大火上烧沸，改小火煮30min
即可。

注意事项 一般情况下混匀放凉服用即可，若不喜凉，就重新加热温服。

适 应 证 温病津伤患者，症见口渴、吐白沫、黏滞不快。

第三节
五官疾病验方

1.治暗风失音方（唐·孟诜《食疗本草》）

组　　成 梨。

用　　法 鲜梨捣汁饮用，每次20mL，每日两次。

适 应 证 暗风失音，指在不知不觉中逐步发病，神清而声音嘶哑，甚至不
能发出声音的症状。多由津少燥热引起。

2.治赤目胬肉方（宋·苏颂《本草图经》）

组　　成 梨一个，黄连三枝。

用　　法 黄连切成片，用纱布包裹后浸入梨汁，之后将药汁点入患者
眼中。

| 适 应 证 | 赤目胬肉，也叫翼状胬肉，翼状胬肉中医称"胬肉攀睛"，俗称"鱼肉"；它是一种很常见的结膜变性疾患。

3. 治目赤生翳方（明·李时珍《本草纲目》）

| 组　　成 | 枸杞子10g。

| 用　　法 | 取鲜枸杞子捣成汁点在眼翳上，每天3～5次。

| 适 应 证 | 眼睛充血，像有东西蒙着一样看不清楚。

4. 治耳疗方（清·易凤翥《外科备要》）

| 组　　成 | 荔枝、香油各适量。

| 用　　法 | 荔枝煅存性，再用香油调敷患处即可。

| 适 应 证 | 外耳道疖肿。

5. 治牙痛方（明·缪希雍《先醒斋医学广笔记》）

| 组　　成 | 西瓜皮适量。

| 用　　法 | 取经霜的西瓜皮，烧成灰后敷于疼痛的牙缝内，立效。

| 适 应 证 | 多种原因造成的牙齿疼痛。

6. 治鼻血方（清·虚白主人《救生集》）

| 组　　成 | 荸荠适量。

| 用　　法 | 荸荠去皮，放温茶内泡热，多食即除根。

| 适 应 证 | 适用于阴虚火旺，常流鼻血的患者。

7. 治鼻血方（元·危亦林《世医得效方·卷第七》）

| 组　　成 | 槐花、海螵蛸（乌贼鱼骨）等量。

| 用　　法 | 将两味药研末后，涂于鼻中即可。

| 适 应 证 | 多种原因引起的鼻血不止。

8. 治舌出血方（宋·朱佐《类编朱氏集验医方》）

| 组　　成 | 槐花适量。

| 用　　法 | 将槐花研末后，敷于伤处。

| 适 应 证 | 多种原因引发的舌出血。

第四节
皮肤疾病验方

1. 治皯疱方（明·李时珍《本草纲目》）

组　　成 枸杞子、酒各适量。

用　　法 取枸杞子泡酒饮用。

适 应 证 皯疱，指皮肤黧黑枯槁，皮肤上长了像水疱似的小疙瘩。

2. 治痘疮方（清·王士雄《随息居饮食谱》）

组　　成 荔枝肉、酒各适量。

用　　法 荔枝肉浸酒一并食用。

适 应 证 痘疮透发不畅。

注意事项 忌生冷。

3. 治疔方（清·王士雄《随息居饮食谱》）

组　　成 荔枝肉、白梅肉各三个。

用　　法 将荔枝肉、白梅肉捣成饼状，敷于患处即可。

适 应 证 诸疔皆可。

4. 治烫伤方（明·无忌《保幼新编》）

组　　成 西瓜皮适量，香油适量。

用　　法 把西瓜皮烧存性，用香油调敷即可。

适 应 证 皮肤轻度烫伤。

5. 治被各蜂针伤方（程仲平·《百病经验一味良方》）

组　　成 柠檬。

用　　法 取柠檬汁敷在伤处。

适 应 证 各蜂针伤。

6. 洁面方（明·王肯堂《杂病证治准绳》）

组　　成 桃花、杏花、当归各适量。

用　　法 桃花、杏花阴干后，加入当归研磨成末洗面。

适 应 证 面上细疮，常流黄水。

7. 治痘疮方（清·严洁 施雯 洪炜《得配本草》）

组　　成 月季花适量。

用　　法 将适量月季花捣碎，敷在痘疮上。

适 应 证 皮肤痘疮。

8. 金银花酒（清·汪昂《医方集解》）

组　　成 金银花150g，甘草30g，酒适量。

用　　法 金银花与甘草，用水两碗，煎至一碗，再加入酒一碗，略煎，分
　　　　 三次，一日一夜服尽。重者一天喝两剂，服至大小肠通利，即表
　　　　 明药力已到。

适 应 证 治疗痈疽初起，适用于一切痈疽恶疮。

9. 治烫伤方（明·无忌《保幼新编》）

组　　成 梨。

用　　法 用生梨榨汁，涂抹于患处。

适 应 证 皮肤轻度烫伤。

第五节
补虚保健验方

1. 补虚方（明·李时珍《本草纲目》）

组　　成 甘肃省张掖市枸杞子，酒曲，糯米。

用　　法 将枸杞子煮烂捣汁，和入酒曲与蒸熟的糯米酿酒。

功　　效 补虚弱，益精气，去冷风，壮阳道，止目泪，健腰脚。

适 应 证 适用于身体虚弱者。

2. 治夏虚病方（明·李时珍《本草纲目》）

组　　成 枸杞子，五味子。

用　　法 枸杞子和五味子研细，用开水冲泡，密封三日后，代茶饮用。

适 应 证 气阴不足，不能适应夏季气候者，症见眩晕头痛、体热食少、身

倦乏力、心烦自汗等，发作于春夏之交。

3. 治体瘦羸弱方（清·王士雄《鸡鸣录》）

组　　成 黑大枣500g，猪肉500g，地骨皮120g。

用　　法 黑大枣、猪肉、地骨皮煮食。

适 应 证 气阴两虚之体瘦羸弱患者。

4. 枣参丸（清·李化楠《醒园录》）

组　　成 南枣10枚，人参3g。

用　　法 大南枣十枚蒸软，去核，配人参3g，用纱布包裹，放入米饭中，在锅内蒸至熟烂后取出，并捣匀成弹丸大小的药丸，即可储存起来以供服用。

适 应 证 适用于气虚的患者，也可作为久病体虚及年老体弱者的保健食疗方。

5. 补虚方（明·李时珍《本草纲目》）

组　　成 枸杞子，生地黄。

用　　法 把枸杞子和生地黄放入纱布袋中，浸在酒中，煮后饮用。

适 应 证 适用于身体虚弱者。

后记

　　本书能够完满的编写完成，离不开编委组任何一位成员的努力。我作为奋斗在中医教育一线的教师，一直以来都期望将中医专业知识通过通俗易懂、生动有趣的语言文字展现在广大读者面前。编委组经过数次研讨，在本书的体例形式等方面着实下了一番功夫；并搜集参阅了大量文献资料，在书稿的整个编写过程中力求做到科学、严谨。同时，编委组成员还精心为每种花果拍摄实物图片，并为本书录制了配套的短视频。在此，我衷心感谢诸位对于本书的付出！

　　江西省名中医王茂泓主任中医师在百忙之中审读了书稿，保障了本书的专业性；江西省国医名师龚千锋教授表达了对本书的认可，并予以推荐，在此着重感谢二位的提携之情！

　　感谢江西中医药大学中医学院黄小方副教授在本书编写过程中给予兄长般的关怀和独到的指点。

　　感谢张涛、徐丽婷二位朋友在本书编写过程中给予的帮助。

　　感谢化学工业出版社的朋友们，他们为本书做了大量工作，并提出了建设性意见。有了他们的帮助，本书的出版才更加顺利！

　　由于编写时间仓促，加之编委组水平有限，书中难免有不尽完善之处，希望广大读者提出宝贵意见，以便重印再版时不断修正与提高。

徐一博

2021 年 5 月